Michael Möhring

Dauerhaft abnehmen

ohne Jo-Jo-Effekt

es geht auch ohne Diät und Sport

© 2015 Michael Möhring Verlag

Coverbild: © rolffimages - Fotolia.com

ISBN-13: 978-1519121936
ISBN-10: 1519121938

Inhaltsverzeichnis

Ich fürchte, dass Arthur geneigt ist, sich der Völlerei, als seiner Lieblingsgottheit, hinzugeben, und wenn er nicht fürchten müsste, seinen Appetit unwiederbringlich abzustumpfen oder seine Genussfähigkeit gänzlich zu zerstören, sich in die gröbsten Ausschweifungen zu stürzen.

Anne Brontë – Die Herrin von Wildfell Hall

Einleitung

Diäten gibt es wie Sand am Meer. Viele davon mögen erfolgversprechend sein, andere sind eher gesundheitlich bedenklich. Für welche man sich letztendlich entscheidet, hängt oft davon ab, welche Ernährungsweise bevorzugt wird oder ob man der Meinung ist, eine bestimmte Diät bringt den größten Erfolg und kommt den persönlichen Vorlieben in Sachen Ernährung am nächsten.

Mit keiner Diät konnte ich mich wirklich anfreunden. Bei der einen sollte ich auf Dinge verzichten, die ich mochte, die andere war mir zu kompliziert, bei der nächsten musste ich Kalorien zählen, was mir zuwider war. Diäten wie „Schlank im Schlaf" oder „Low-Fat-Diät" klangen zwar interessant, jedoch fehlte mir das Durchhaltevermögen, mich über längere Zeit einer bestimmten Ernährungsrichtung zu widmen. Ebenso fehlte mir der Wille, von meinen bisherigen Gewohnheiten abzurücken.

Die ersten Tage der Diät hielt ich meist gut durch und das Gewicht ging nach unten. Zweimal gelangen mir erhebliche Gewichtsverluste, doch damit war die Sache noch nicht getan. Die Schwierigkeit bestand darin, das Gewicht nach der Diät zu halten. Oft erweisen sich kleine Kurzdiäten oder monatelanges Hungern letztendlich als vergeudete Zeit. Die Anstrengung und Entbehrung hätte ich mir sparen können.

War ich auf Diät, konzentrierte ich mich darauf, die überflüssigen Kilos loszuwerden. Ich sah mich in naher Zukunft als schlanken Menschen und stellte mir vor, wie groß die Freude sein wird, wenn meine frühere Kleidung, die seit Jahren ungetragen im Schrank hing, wieder passt. Eine Diät sollte mir helfen, dieses Ziel zu erreichen.

Rückblickend betrachtet, war es kein Wunder, dass ich nach Diäten immer wieder zunahm, denn ich klammerte einen großen Teil des

Gesamtkonzeptes einfach aus. Ich dachte nicht daran, wie es nach dem Gewichtsverlust weitergehen soll – und schon gar nicht, wie ich mich schon während der Diät auf die Zeit danach vorbereiteten sollte.

Bei meiner letzten Diät ging ich einen anderen Weg. Im Ergebnis nahm meine dreiköpfige Familie innerhalb eines halben Jahres deutlich mehr als 100 kg ab. Wir halten unser Normalgewicht nun schon seit einigen Jahren und haben heute nicht mehr die Befürchtung, irgendwann wieder zuzunehmen.

Wie wir es geschafft haben, soll dieses Buch zeigen. Vielen Dank, dass Sie es lesen.

Wichtiger Hinweis:

Ich bin kein Arzt. Alles, was ich in diesem Buch niederschrieb, beruht auf Beobachtungen und Erfahrungen bei mir und anderen Personen. Wenn ich Sie im Buch direkt anspreche, so geschieht das der Einfachheit halber. Bitte entscheiden Sie selbst, ob Sie die Ratschläge und Hinweise für sich anwenden!

Zur Erläuterung:

Im Zusammenhang mit meiner Abnehmphase benutze ich häufig das Wort Diät. Damit meine ich allerdings keine spezielle Ernährungsform, sondern eine ganz normale, jedoch kalorienreduzierte Ernährung.

Das Buch schildert eigene Erfahrungen.

Mein Weg

Wenn der Versuch missglückte, mein Übergewicht verschwinden zu lassen, konnte ich mich glücklich schätzen, im Endeffekt nicht noch mehr zugelegt zu haben.

Zwei beachtliche Gewichtsverluste hatte ich im Jahr 1993 und 2001 zu verzeichnen. Die Diät im Jahr 2001 protokollierte ich und habe so noch heute einen guten Überblick, wie schnell ich abnahm und was ich damals aß. Innerhalb von fünfeinhalb Monaten nahm ich im besagten Jahr etwas mehr als 30 kg ab, indem ich hauptsächlich Eiweiß und Trennkost aß.

Vierzehn Tage nach der Diät wog ich vier Kilogramm, nach weiteren zwei Monaten bereits elf Kilogramm mehr. Dieses Gewicht hielt ich dann rund einen Monat und nahm den darauffolgenden Monat weitere fünf Kilogramm zu. Innerhalb von viereinhalb Monaten hatte ich also mehr als die Hälfte des Gewichts, das ich verloren hatte, wieder zugelegt. Es dauerte dann nicht mehr lange, bis ich alles, was ich mir mühsam abhungerte, wieder auf den Rippen hatte. Die Zeit der Entbehrung war für die Katz' gewesen.

Es folgten viele kleine Diäten, bei denen ich zwischen drei und acht Kilogramm verlor, die im Endeffekt jedoch keinen langfristigen Erfolg hatten. Bei einer vierzehntägigen Diät, wo ich 5,5 kg abnahm, hatte ich nach drei Wochen mein altes Gewicht wieder erreicht. Eine Diät von drei Wochen, wo ich 4,6 kg verlor, erwies sich nach einem Monat als umsonst. Bei einer Drei-Tage-Diät mit einem Gewichtsverlust von 1,4 kg brauchte ich nur einen Tag, um mein Ausgangsgewicht sogar noch um ein Kilogramm zu überschreiten. Diese Aufzählung könnte weiter fortsetzen.

Die Unfähigkeit, dauerhaft abzunehmen, deprimierte mich letztendlich so sehr, dass ich viele Jahre lang Schwierigkeiten hatte, überhaupt wieder einen Abnehmversuch in Angriff zu nehmen. Ständig sah ich vor mir, wo ich gewichtsmäßig bereits einmal war, welcher Weg mir noch bevorstand und wie leicht das Scheitern ist.

Irgendwann schliefen meine Versuche gänzlich ein und ich fand mich damit ab, für den Rest meines Lebens unförmig auszusehen. Das Hauptproblem war, so sehe ich es heute, dass ich mir zu viel vornahm, mit mir selbst zu streng war und meinte, ich müsse mich an Ernährungsregeln halten, die sich andere ausgedacht hatten und für richtig hielten.

Heute, nachdem ich abgenommen habe und mein Gewicht halte, erachte ich alle mir bekannten Diäten als Unfug.

Auch meinen letzten Gewichtsverlust im Jahr 2010 hielt ich schriftlich fest. Allerdings schrieb ich nicht mehr auf, was ich aß, sondern notierte nur den Gewichtsverlust. Innerhalb von rund sechs Monaten nahm ich 40 kg ab und habe damit den vorherigen Gewichtsverlust sogar um zehn Kilogramm übertroffen.

Kinderzeit

Während meiner Kindheit waren die Mahlzeiten etwas vollkommen Nebensächliches für mich. Oftmals behinderten sie mich in meinen Aktivitäten, die ich deswegen unterbrechen musste. Häufig zog ich es vor, Hunger zu haben und ließ eine Mahlzeit ausfallen, nur um das Herumtollen mit meinen Spielkameraden draußen in freier Natur, auf dem Spielplatz oder beim Baden am See nicht unterbrechen zu müssen. Meist vergaß ich in der Aufregung des Spiels, dass man hin und wieder etwas essen muss.

Kam ich hungrig wie ein Bär nach Hause, betrachtete ich die Mahlzeit als etwas, was zwar schmeckte, in erster Linie aber meinen Hunger stillen sollte. War die Mahlzeit vorüber und ich satt, war sie auch wieder aus meinen Gedanken verschwunden. Andere Dinge rückten dann in den Vordergrund. Wann es Zeit wurde, wieder etwas zu essen, bemerkte ich entweder, wenn ich zur nächsten Mahlzeit gerufen wurde, oder wenn der Magen knurrte.

Essen zu dieser Zeit war das, was es sein sollte: Die notwendige Nahrungsaufnahme, die man sich dadurch versüßte, sie schmackhaft zuzubereiten. War man mit dieser Art von Pflicht fertig, ging es wieder an die eigentlichen Aufgaben, die einen interessierten oder die notwendig waren.

Die ersten 25 Jahre meines Lebens änderte sich dieses Essverhalten nicht.

Solange man in dieser Situation bleibt, wird es keine Probleme mit Übergewicht geben. In dieser Lage befinden sich Menschen, die schlank sind und immer schon schlank waren, ohne dafür etwas tun zu müssen. Ich erinnere mich an eine Kollegin, eine Frau in mittleren Jahren, die am späten Nachmittag im Auto zu mir sagte: „Ich habe mich die ganze Zeit gefragt, warum ich Kopfschmerzen habe. Jetzt weiß ich es: Ich habe heute noch gar nichts gegessen." Sie war schlank und sie blieb es, weil ihre Gedanken nicht dauernd um das Thema Essen kreisten.

Meine Schwierigkeiten begannen, als das Essen mehr in meinen Lebensmittelpunkt rückte. Nach und nach wurden die Mahlzeiten zu etwas, worauf ich mich freute, die ich als Ersatzbefriedigung oder zur Abtötung der Langeweile ansah, die ich zeitlich vorzog oder öfter als nötig genoss. So etwas rächt sich früher oder später, denn es brennt sich ins Bewusstsein ein.

Wie kam es zum Übergewicht?

Kurze Antwort: Weil ich zu viel aß. Ich aß aus Langeweile, um mich selbst zu belohnen, weil ich gerade in der Nähe des Kühlschrankes war, weil andere auch etwas aßen – nur selten wegen Hunger.

Um aus diesem Kreislauf herauszukommen, brauchte ich einen starken Willen, doch wie mir die Vergangenheit oft genug zeigte, war dieser nach spätestens drei Tagen erschöpft und die Lust, ungehindert essen zu können, stellte sich mit aller Macht und all seinen Folgen wieder ein.

Dabei aß ich noch nicht einmal besonders fettreich. Ich verwendete zum Frühstück und Abendbrot nur etwas Halbfett-Margarine, für den Kaffee 1,5-prozentige Milch statt Kondensmilch und schnitt das Fett beim Fleisch ab. Mein Problem war, dass ich zu viel, zu oft und den ganzen Tag über aß. Das Sprichwort sagt: „Kleinvieh gibt auch Mist", und viele kleine Snacks summierten sich im Laufe des Tages zu einer großen Kalorienmenge. Dazu kommt, dass Essen heutzutage leicht verfügbar ist: Vieles ist bereits in Scheiben geschnitten, in der Stadt finden sich überall Angebote für eine Zwischenmahlzeit und der Kühlschrank bietet Lebensmittel an, die man sich zwischendurch in den Mund stecken kann. So etwas verführt.

Einige Diäten in der Vergangenheit führten ebenso dazu, dass ich mich oft nicht bremsen konnte. War der Verzicht zu groß, was beispielsweise beim Fasten oder bei einer reinen Rohkost-Diät der Fall war, wurde der Appetit auf gewohnte Speisen unermesslich hoch, und nicht nur das, nach einer harten Entbehrungsphase stopfte ich mich oft mit Lebensmitteln voll, die ich sonst eher sparsam genoss – nur um den Heißhunger unterdrücken zu können.

Bei meinem letzten und erfolgreichsten Gewichtsverlust änderte ich nur wenig an meinem bisherigen Speiseplan. Der Grund war anfangs, dass ich nicht annahm, längere Zeit durchzuhalten. Ich sah mich wieder scheitern und ging die Sache daher nur halbherzig an. Der Gedanke, dass auf diese Weise die Zeit bis zum Normalgewicht unendlich lange dauern würde, kam mir nicht, es sollte nur ein kleiner Versuch sein, wenigstens etwas an Gewicht zu verlieren. Ich hatte weder einen Zeitplan im Kopf, noch hegte ich große Hoffnungen.

Die Vorteile des Normalgewichtes

Natürlich gibt es eine Menge Vorzüge, wenn man normalgewichtig ist. Die Atmung ist wesentlich ruhiger, die allgemeine Bewegung fällt leichter, man ist nicht so schnell erschöpft, die Scham, zu viel zu wiegen, ist nicht existent. Es ist schön, wenn Kleidung wie angegossen passt und keine breiten Schuhe nötig sind. Das Bücken fällt leichter, die Ausdauer ist länger - alles Zeichen, dass Übergewicht den Körper wirklich belastet.

Die Aussagen mancher Übergewichtiger, sie fühlen sich mit ihrem Übergewicht wohl, halte ich für Show. Als ich übergewichtig war, konnte ich keinen wirklichen Pluspunkt dafür vergeben. Ich fühlte mich durchweg unwohl, schämte mich und hoffte, dass mein Übergewicht akzeptiert wird und keine dummen Sprüche kommen. Heute ist es mir nicht mehr unangenehm, wenn ich mich auf Fotos oder Videos sehe.

Das soll nicht heißen, dass Übergewicht nicht auch seine Vorteile hat. Man kann so viel essen, wie man möchte, muss diesbezüglich auf nichts achten und auf nichts verzichten. Doch der Preis, den man dafür zahlt, ist hoch. Es ist einem oft peinlich, man muss mit viel Kleidung seine Fettpolster verbergen, ist häufig schlapp und müde.

Mit einem schlanken Körper lebt es sich wesentlich angenehmer. Schuhe und Strümpfe lassen sich leichter anziehen, es muss mit Kleidung nichts verdeckt werden, man sieht sich gern im Spiegel. Als ich mir einmal ein mitgeschnittenes Telefonat anhörte, war ich erschrocken, wie sehr ich bereits ohne Anstrengung schnaufte. Wenn Übergewichtige sagen, sie fühlen sich mit ihrem Gewicht wohl, fehlt ihnen in diesem Moment der direkte Vergleich oder sie scheinen vergessen zu haben, wie es war, schlank zu sein. Viele Übergewichtige argumentieren, sie sind zwar übergewichtig, genießen dafür das Leben mehr als Leute, die ständig auf ihre Figur achten müssen. Ich muss zugeben, auch für mich hat Essen etwas mit genießen zu tun. Und eine Mahlzeit, egal zu welcher Zeit, war immer etwas, was mir nie über wurde. Übergewichtige haben allerdings nur einen Genuss, und das ist das Essen. Normalgewichtige sind nicht auf diesen einen Genuss festgelegt, sie genießen dreierlei Dinge: Das Essen, ihre Figur und den leichteren Umgang mit ihrem Körper.

Sich etwas einreden

Nachdem ich mein Normalgewicht erreicht hatte, traf ich vor dem Supermarkt eine Bekannte wieder, die ich das letzte Mal gesehen hatte, als ich noch stark übergewichtig war. Es war Winter und ich dick in meine Kleidung eingepackt. Mehr oder weniger guckte nur das Gesicht aus meinen Anziehsachen hervor. Schade, dachte ich, so sieht sie gar nicht, wie sehr ich abgespeckt habe.

Doch da täuschte ich mich. Sie kam aus dem Staunen nicht mehr heraus und fragte, wie ich es geschafft habe, so viel abzunehmen. Das zeigte mir, dass ich in der Vergangenheit eine ganz andere Vorstellung von mir hatte. Als ich noch übergewichtig war, verdeckte ich meinen übergewichtigen Körper mit weiter Kleidung. Ich war der irrigen Meinung, so sehe ich wenigstens ein wenig schlanker aus. Heute weiß ich, dass das schlicht falsch gedacht war. Selbst wenn man mit Kleidung wirksam etwas verdecken könnte, nützt das nur wenig, denn man ist überall dick: an den Fingern, im Gesicht, am Hals, an den Füßen. Das wird von anderen Menschen sehr wohl wahrgenommen, egal, wie sehr man es zu verdecken versucht.

Durch den täglichen Blick in den Spiegel gewöhnte ich mich an meinen Anblick. Sah ich mich auf einem Foto, war das zwar unangenehm, es wirkte jedoch nicht wirklich abschreckend.

Das tat es erst, als ich mich an den Anblick meines Normalgewichts gewöhnt hatte. Und das tat es gewaltig. Zu Zeiten meines Übergewichts habe ich einen Bekannten getroffen, den ich seit mehr als einem Jahrzehnt nicht gesehen hatte. Auch er hatte stark zugenommen, doch ich fand, dass er deutlich übergewichtiger war als ich. Nachdem ich einige Jahre lang schlank war und mich an meine neue Figur gewöhnt hatte, sah ich mir das Foto von diesem Treffen noch einmal an. Heute kann ich nicht mehr finden, dass ich weniger übergewichtig war. Wie er stand ich halb breitbeinig da und die Kleidung (es war Sommer) verdeckte nicht wirklich meine Fettpolster. Ich konnte nicht glauben, dass ich diejenige dort auf dem Foto war und mir ging durch den Kopf, was andere damals von mir gehalten haben mögen. Zwar hatte ich das Bild, nachdem es gemacht wurde, gesehen, sogar mehrmals, aber ich erschrak mich erst, als ich mich an den Anblick von 40 kg weniger Gewicht gewöhnt hatte.

Welche Vorbereitungen traf ich?

Wer abnehmen will, muss weniger essen. Punkt. Bekannten Weisheiten wie: „Sie müssen sich vorstellen, Sie sind bereits schlank" oder „Gehen Sie dreimal in der Woche ins Fitness-Studio" oder „Ingwer-Tee steigert den Grundumsatz" waren für mich nie eine Lösung. Sie entsprachen weder meinen Vorstellungen vom Gewichtsverlust, noch konnte oder wollte ich meine Gewohnheiten ändern. Natürlich klingt es gut und man macht sich Hoffnungen, wenn man von Erfolgen bei „schlank im Schlaf" oder „Eiweiß statt Kohlehydrate" hört. Das mag auch funktionieren, zumindest für ein paar Wochen oder Monate. Als langfristige Lösung sehe ich es nicht, denn „Eiweiß statt Kohlenhydrate" bescherte mir bereits einen Misserfolg.

Die meisten schlanken Menschen, egal wo auf der Welt, werden gar nicht wissen, wie viele Kalorien sie täglich zu sich nehmen müssen. Sie werden auch noch nichts davon gehört haben, dass man abends nur Eiweiß essen sollte oder Kartoffeln und Brot dick machen. Sie essen einfach nur normal, ohne sich groß darüber Gedanken zu machen, was sie essen. Warum dann also eine spezielle Diät? Warum Kalorien zählen oder ständig auf den Fettgehalt achten? Scheinbar geht es auch anders.

Für keine meiner früheren Diäten hatte ich jemals Geld ausgegeben. Weder für Nahrungsergänzungsmittel, noch für spezielle Gerichte, Drinks oder irgendwelchen Geräten. In meinen Augen ist der Kauf eine Handlung, um das Gewissen zu beruhigen und um das Gefühl zu haben, nun aktiv gegen sein Übergewicht vorzugehen. Damit geht man allerdings nicht das eigentliche Problem an. Mir lag auch nichts an einem regelmäßigen Gang ins Fitness-Studio, weil ich mich genauso gut im Park oder in freier Natur sportlich betätigen könnte. Mir ging es nicht darum, Geld zu sparen, vielmehr zeigte es mir, dass ich mich nicht wirklich für Sport interessiere und somit auch das Fitness-Studio nur eine Form der Beruhigung des Gewissens wäre. Das Leben grundlegend zu ändern gelingt, wenn überhaupt, nur selten. Der Mensch ist ein

Gewohnheitstier, heißt es. Mit der Diät versuchen, sein Leben umzukrempeln, nur weil man Gewicht verlieren will, geht oft schief. Bald ist die anfängliche Euphorie verflogen und man verfällt wieder in alte Gewohnheiten. Beispiele dafür gibt es genug.

Übergewicht zu verlieren und das Gewicht anschließend zu halten bedarf nur kleiner Korrekturen in den Essgewohnheiten. Dazu muss man sich nichts kaufen, das Leben muss nicht umgestellt werden, man muss auf nichts verzichten oder etwas essen, was man nicht mag. Noch viel weniger ist es nötig, Ernährungs- oder Diätexperte zu werden.

* * *

Mit Blick auf meine Kinderzeit glaubte ich eine Zeitlang, irgendwann wieder so leben zu können, wie Leute, die nie Probleme mit ihrem Gewicht hatten. Ich täuschte mich gewaltig. Von den zwei Dingen: 1) nicht über das Essen nachzudenken und 2) einfach nur weniger zu essen, statt eine Diät auszuprobieren, klappte das erste nicht und das zweite nur mit zwei Regeln. Eine Regel hieß, regelmäßig etwas essen, die andere, keine:

Zwischenmahlzeiten

Viele Ernährungsberater empfehlen fünf kleine Mahlzeiten am Tag. Ich bin diesen Weg bewusst nicht gegangen. Der Magen muss nicht immer etwas zum Arbeiten haben. Er braucht Ruhepausen. Es ist schön, ein Hungergefühl zu bekommen und sich dann an einen gedeckten Tisch zu setzen. Dieses Gefühl musste ich erst wieder aufkommen lassen und mich wieder daran gewöhnen. Bei vielen kleinen Mahlzeiten kommt kein Hunger auf. Wie soll man feststellen, ob der Körper Nahrung braucht, wenn ständig etwas gegessen wird?

Zwischenmahlzeiten waren für mich nicht nötig, weil ich während meiner Abnehmphase drei Mahlzeiten am Tag aß und nach Frühstück und Mittagessen wusste, die nächste Mahlzeit ist nicht mehr fern. Ein paar Stunden ohne Mahlzeit sollte jeder gesunde Mensch aushalten können. Ich wollte weg vom ewigen Essen. Bei mehreren Zwischenmahlzeiten gewöhnte ich mir jedoch nicht das Warten auf den Hunger an. Das Hungergefühl ist wichtig, denn es zeigt uns, dass der Körper Nahrung braucht. In der Zeit, als ich zu viel aß, kannte ich kein Hungergefühl. Das Fehlen des Hungergefühls kann also kein wünschenswerter Zustand sein.

Das Problem meines Übergewichtes war, wie bereits erwähnt, dass ich zu viel aß. Da wirkt es in meinen Augen geradezu kontraproduktiv, wenn ich viele kleine Mahlzeiten esse. Doch gerade das wird immer wieder vorgeschlagen, hauptsächlich deshalb, weil mit Zwischenmahlzeiten der Stoffwechsel angeregt wird. Für sinnvoller halte ich es – und mein Erfolg scheint mir Recht zu geben – sich daran zu gewöhnen, NICHT die ganze Zeit zu essen. FdH (Friss die Hälfte) ist also nicht die ganze Wahrheit, sondern „FdH, und nur dreimal am Tag".

Auch bei Obst machte ich keine Ausnahme, sondern aß es unmittelbar vor oder nach der Hauptmahlzeit.

* * *

Anders sah es mit dem Durst aus. Wird viel Obst und Gemüse gegessen, kommt kaum ein Durstgefühl auf. Meiner Beobachtung nach reicht diese Menge an Flüssigkeit fast aus, wenn man gesund ist, jedoch meldet sich der Körper nicht deutlich genug, wenn er nicht genügend Flüssigkeit für die Entgiftung hat. Ich hatte bei einer früheren Diät viele Tage zu wenig getrunken, weil ich glaubte, die Flüssigkeit des Obstes wäre ausreichend, und es hatte fast böse Folgen gehabt.

Reichliche Flüssigkeitszufuhr ist allerdings kein Ersatz für das Essen. Wenn der Hunger zu groß wurde, habe ich etwas gegessen, selbst wenn die letzte Mahlzeit noch gar nicht so lange her war. Es gab Tage, da aß ich schon zwei oder drei Stunden nach dem Mittagessen Abendbrot, weil ich das Gefühl hatte, es an diesem Tag nicht bis zum Abend auszuhalten. Dabei war ich nach dem Mittagessen durchaus satt gewesen. Ein derartiges Vorziehen der letzten Mahlzeit hatte für mich keine negativen Folgen, denn nach dem vorzeitigen Abendbrot brauchte ich den Rest des Tages nichts mehr zu essen, was sich besonders vorteilhaft am darauffolgenden Tag auf der Waage bemerkbar machte.

Leicht fiel mir die Zeit zwischen Frühstück und Mittagessen. Das führte manchmal dazu, dass ich das Mittagessen später aß, was mich wiederum an manchen Tagen dazu brachte, auf das Abendbrot zu verzichten. Zu Beginn einer Diät halte ich heute ein derartiges Essverhalten nicht für ratsam, da der Körper an das wenige Essen noch nicht ausreichend gewöhnt ist, und ich tat es auch nur, wenn ich keinen großen Hunger hatte. Insgesamt gesehen war es für mich leichter, wenn ich regelmäßig zu festen Zeiten gegessen habe. Das erleichterte mir dann auch die Umstellung nach dem Gewichtsverlust. Ich musste nur die Größe der Portionen erhöhen.

Mit täglich drei Mahlzeiten hatte ich nicht die Befürchtung, mir mit der Abmagerungskur zu viel vorgenommen zu haben. Sowohl nach dem Frühstück als auch nach dem Mittagessen konnte ich mich bereits auf die nächste Mahlzeit freuen. Würde ich eine Diät zwischen Frühstück und

Mittagessen sowie Mittagessen und Abendbrot nicht durchgehalten, hätte ich mir vielleicht überlegen sollen, ob der Zeitpunkt für eine Verringerung der Nahrungsaufnahme schon gekommen war.

Was war mir wichtig?

Einfach nur weniger zu essen ist natürlich nicht die Lösung. Wäre es so, gäbe es kaum Übergewichtige und nicht so viele Menschen, die davon träumen, ihr Normalgewicht zu erreichen. Deshalb halte ich drei regelmäßige Mahlzeiten, nach Möglichkeit zu festen Zeiten, für unverzichtbar. Da ich die Gedanken an die nächste Mahlzeit nicht einfach vertreiben konnte, half nur die konsequente Durchsetzung der Regel, nur zu den Mahlzeiten zu essen: zum Frühstück, zum Mittagessen und zum Abendbrot. Das galt auch für Getränke wie Kaffee, worauf ich später noch eingehe.

Doch das ist nur die halbe Miete: Ebenso wichtig ist es, dass eine Mahlzeit keinen Hinweis darauf gibt, gerade auf Diät zu sein. Es ist kein Wunder, wenn jemand die ganze Sache am liebsten abbrechen möchte, wenn er oder sie vor sich einen Diät-Drink oder zwei Scheiben Knäckebrot mit Gurke, Radieschen oder Tomate sieht und weiß, dass sich daran die nächsten Wochen nichts ändern wird.

Während meiner Diät aß ich normales Brot mit Käse oder Fisch, wie ich es gewohnt war und wie ich es mochte. Ich hielt es nicht für notwendig, Knäckebrot zu essen. Normales Brot macht mich mehr satt, das Sättigungsgefühl hält länger an und so esse ich insgesamt weniger, was besonders die Auflagen betrifft, die ich mit dem Brot verzehre. Vollkornprodukte wie Nudeln oder Brot sagen mir bestenfalls gelegentlich einmal zu, deshalb stellte meine Ernährung auch in diese Richtung nicht um. Diät zu halten ist schon schwer genug, da musste ich es mir nicht noch schwerer machen, indem ich Lebensmittel aß, die ich nicht sonderlich mag. Auch wenn es anders behauptet wird, ich konnte bei mir nie feststellen, dass ich durch Vollkornprodukte länger satt blieb. Es lag eher an der Kombination der Lebensmittel, auf die ich noch eingehen werde.

Wurst enthält viele versteckte Fette. Das war der Grund, warum ich während der Diät ganz auf sie verzichtete. Statt Wurst aß ich manchmal Nuss-Schinken, wobei ich dort das Fett, soweit es vorhanden war, abschnitt. Bei der Wurst konnte ich das Fett häufig nicht direkt sehen und so war es mir lieber, auf Wurst erst einmal ganz zu verzichten.

Bei Käse und Fisch achtete ich nicht auf den Fettgehalt, denn die Qualität der Mahlzeiten sollte nicht zu sehr eingeschränkt werden. Der Appetit auf Wurst verschwand bald, denn die Auswahl an Käse ist sehr vielseitig. Immer wieder fand ich neue Käsesorten, die ich ausprobierte. Kaum eine war darunter, die mir nicht zusagte. Es war allerdings nicht geplant, für immer auf Wurst zu verzichten. Sobald mein Normalgewicht erreicht war und ich die Kalorienzahl erhöhen konnte, setzte ich sie wieder auf den Einkaufszettel.

Darf genascht werden?

Kleine Naschereien machen das Leben schön, und auch während meines Gewichtsverlustes verzichtete ich nicht völlig darauf, wenn sie auch eher kalorienarm ausfielen. Entweder aß ich eine Handvoll Sultaninen oder ein paar Nüsse, gelegentlich Kürbis- oder Sonnenblumenkerne. Selbst einen Teelöffel mit Bienenhonig gönnte ich mir, wenn ich Appetit auf etwas Süßes hatte.

Ich wählte Tannenhonig, weil es für mich eine Art Wunderhonig ist. Ich bin mir heute nicht mehr sicher, wie ich zu diesem Honig gekommen bin. Wahrscheinlich wollte ich ihn nur einmal ausprobieren. Heute esse ich ihn in der kalten Jahreszeit seit einigen Jahren regelmäßig und bin seither frei von Erkältungskrankheiten. Es gab schon mehrere Male Anzeichen einer Grippe, doch wenn ich dann einen großen Teelöffel Tannenhonig zu mir genommen hatte, verschwanden die Symptome. Nahm ich regelmäßig einen Teelöffel, traten die Symptome gar nicht erst auf. In früheren Zeiten hatte ich bis zu drei teils schlimme Erkältungen pro Winter, gelegentlich blieb ich auch im Sommer nicht von der Grippe verschont.

Auf andere Süßigkeiten verzichtete ich gänzlich. Nach einiger Zeit vermisste ich weder Schokolade noch Bonbons, selbst wenn ich im Supermarkt daran vorbeiging. Einmal suchte ich für eine Bekannte ein Geschenk und ging zu den Naschsachen, um etwas für sie auszusuchen. Konnte ich mich früher kaum bremsen, wenn ich Marzipan, Schokolade oder Bonbons in den Regalen sah, löste es nun kaum eine Gefühlsregung aus. Um es in Prozent auszudrücken: Etwa 85 % des Verlangens war verschwunden. Bedauerte ich früher an der Kasse, nicht ausgiebig genug bei den Süßigkeiten zugelangt zu haben, dachte ich nun nicht mehr an sie, sobald ich die Regalreihen verlassen hatte.

Anfangs naschte ich direkt nach den Mahlzeiten, später, als ich mir sicher war, dadurch keine Heißhungerattacken auszulösen, auch zwischendurch.

Bewegung

Natürlich trieb ich, wie viele Übergewichtige, keinen Sport. Viele schwören während der Diät darauf und es mag für viele Menschen sinnvoll sein. Auch ich hatte in den ersten Wochen meiner Gewichtsreduktion Sport getrieben, doch würde ich heute wieder am Anfang stehen, würde ich darauf verzichten. Der Grund ist: Ich mochte Sport nie, mag heute keinen Sport und werde wahrscheinlich auch in Zukunft keinen Sport mögen. Warum soll ich mich dann während der Abnehmphase zusätzlich damit quälen? Auch nach einigen Wochen wurde es für mich keine „gute Angewohnheit, auf die ich nicht mehr verzichten" wollte. Eher war das Gegenteil der Fall. Immer mehr wurde mir die Zeit, wo ich mich sportlich betätigte oder betätigen wollte, über.

Einige Wochen später hörte ich damit auf und stellte fest, dass ich ohne Sport genauso schnell abnahm.

Nach langen Spaziergängen, wo man doch eigentlich annehmen sollte, dass sie dem Kalorienverbrauch förderlich sind, konnte ich darauf wetten, dass die Waage tags darauf kaum weniger anzeigte. Erklären kann ich mir dieses Phänomen nicht, denn wenn Kalorien verbraucht werden, und das geschieht bei Spaziergängen zweifelsfrei, sollte auch das Fett schneller verschwinden. In dem halben Jahr, wo ich mein Gewicht verlor, konnte ich diese Merkwürdigkeit bei jedem Spaziergang verifizieren. Auch bei meiner Familie verhielt es sich nicht anders.

Verstehen Sie mich nicht falsch, ich möchte auf keinen Fall von Spaziergängen abraten. Sie fanden bei mir nur hin und wieder am Wochenende statt. Bei mehr Regelmäßigkeit sähe das Ergebnis sicher anders aus. Und geschadet haben mir diese Spaziergänge auch nicht, und obwohl ich wusste, wie sich das auf der Waage auswirkte, verzichtete ich nicht darauf.

Es gab einige Jahre, wo ich stark übergewichtig war und kein Auto besaß. Jede Kleinigkeit hatte ich mit dem Fahrrad erledigt, selbst große Wochenendeinkäufe im Supermarkt, die dann anschließend mehrere Stockwerke die Treppe hochgetragen wurden. Auf mein Gewicht hatte das leider keinen Einfluss, die Kalorienzufuhr war einfach zu groß. Während meiner letzten Diät arbeite ich viel im Sitzen und nahm oft auch für kurze Strecken das Auto. Trotzdem nahm ich ab.

Meine Überzeugung ist daher, dass es in erster Linie darauf ankommt, wie viel man isst. Sich Hoffnungen zu machen, bei zusätzlichen Anstrengungen den Kalorienverbrauch zu erhöhen und dadurch schneller Gewicht zu verlieren oder damit Ess-Sünden auszugleichen, kann leicht in Frust umschlagen.

Um es in Bezug auf den Jo-Jo-Effekt zu sagen: Mit Sport oder mehr Bewegung lässt sich meiner Meinung nach kaum das Gewicht halten.

Wie hielt ich die Diät durch?

Bei aller Gleich- und Regelmäßigkeit gab es doch Tage, da hielt ich es kaum bis zur nächsten Mahlzeit aus. Während des halben Jahres, wo ich mein Gewicht verlor, ist das allerdings nur wenige Male vorgekommen. Dieser Heißhunger unterschied sich vom gewöhnlichen Appetit. Es war nicht nur die Lust, mir etwas in den Mund zu stecken, es war ein heftiges Verlangen, etwas essen zu müssen. Wenn das der Fall war, aß ich eine Kleinigkeit, beispielsweise eine Scheibe Maasdamer oder ein Stück Harzer Käse, manchmal auch zwei. Danach ging es mir besser. Hätte ich das nicht getan, hätte ich mich bei der nächsten Mahlzeit wohl nicht bremsen können und übermäßig viel gegessen.

An bestimmten Tagen wollte mein Körper scheinbar mehr Nahrung. Die gab ich ihm. Ich konnte tags darauf nicht feststellen, dass ich an Gewicht zugelegt hatte.

In einigen Fällen konnte ich, nachdem ich bei solchen „Hungerattacken" etwas gegessen hatte, die nächste Mahlzeit ausfallen lassen, denn üblicherweise hielt das Sättigungsgefühl anschließend lange an. Und weil die kleine Zwischenmahlzeit nur aus etwas Käse bestand, sparte ich an diesem Tag jede Menge Kalorien ein. Allerdings waren das wirklich nur Ausnahmen, ich habe nie mutwillig diese Situation herbeigeführt.

Was löste bei mir Heißhunger aus?

Obwohl ich Nudeln, und hierbei spielt es für mich keine Rolle, ob Vollkorn- oder normale Nudeln, gern aß, verzichtete ich an Tagen, an denen ich den ganzen Tag zu Hause war, auf sie. Der Grund war, dass sie mich nicht lange sättigten. Schon nach einer Stunde knurrte mir wieder der Magen.

Kartoffeln in Kombination mit Gemüse und Fleisch lösten bei mir nach etwa einer Stunde Heißhunger aus. Bei einer Mahlzeit, nur bestehend aus Kartoffeln mit Gemüse, war das nicht der Fall. Das änderte sich auch nach der Diät nicht. Aß ich statt Kartoffeln Reis, gab es diesbezüglich keine Probleme.

Süßigkeiten jeglicher Art lösten bei mir zwar keinen Appetit auf eine Mahlzeit aus, ließen mich aber kaum ein Ende finden, wenn ich einmal damit angefangen hatte. Das besserte sich auch lange Zeit nach der Diät nicht und ich gehe heute davon aus, dass sich das auch in Zukunft nicht ändern wird.

Weiterhin löste bei mir der Gedanke an Essen oder „der erste Biss" Heißhunger aus. Sobald ich irgendwann der Versuchung erlag, eine Kleinigkeit zu naschen, konnte ich mich nur sehr schwer bremsen, weitere kleine Ausnahmen zuzulassen. Leider habe ich damit bis heute zu kämpfen.

Noch etwas löste bei mir Heißhunger aus, und daran hat sich bis heute nichts geändert: Angenommen, ich esse regelmäßig um 7 Uhr Frühstück, um 11.30 Uhr zu Mittag und gegen 17 Uhr Abendbrot. Es stellt sich dann eine Regelmäßigkeit ein, die mir leichtfällt. Aß ich nun am Sonntag um 15 Uhr ein Stück Kuchen oder spät abends noch einen Apfel, stellte sich tags darauf um dieselbe Zeit ein Appetit nach etwas zu Essen ein. Ich vermag nicht zu sagen, ob das bei anderen Menschen auch so ist, bei mir kann ich mir sicher sein, dass es so eintritt. Es kann dann mehrere Tage dauern, ehe das Verlangen, an der Ausnahmezeit etwas essen zu wollen, wieder verschwindet.

Von Süßstoff heißt es, er löst Heißhunger aus. So pauschal kann ich das nicht bestätigen. Es gab Tage, da trank ich Diät-Cola und verlor den Appetit, an anderen Tagen bekam ich tatsächlich Heißhunger, der definitiv von der Diät-Cola ausgelöst wurde. Ob der Süßstoff, der in der Cola vorhanden ist, den Heißhunger auslöst, kann ich allerdings nicht sagen. Ich bin der Meinung, dass Süßstoff erst in Kombination mit anderen Dingen (Speisen, Getränke, Gemütsverfassung oder ähnliches) entsteht.

Heißhunger bekämpfte ich wirkungsvoll, indem ich einfach einige Zeit verstreichen ließ. Oft war er bereits nach zehn Minuten verschwunden.

Wie bereitete ich mich auf die Zeit nach der Diät vor?

Als ich meine letzte Diät begann, ging es mir in erster Linie darum, etwas weniger zu wiegen. Erst einige Zeit später wurde mir klar, dass ich bereits während der Diät so essen musste, wie ich mir vorstellen konnte, für immer zu essen. Das würde ich nur schaffen, wenn ich nicht allzu viel an meinen bisherigen Gewohnheiten ändere.

Es waren nicht bestimmte Lebensmittel, die mich dick machten, denn schlanke Menschen aßen sie auch. Doch gerade darauf wird immer und überall hingewiesen: Verzichten Sie auf dieses, essen Sie jenes nicht. Warum eigentlich nicht? Nach meinem Gewichtsverlust habe ich hin und wieder eine halbe Tafel Schokolade oder ein Eis genascht. Zugenommen habe ich davon nicht.

Als ich das eingesehen hatte und zusätzlich merkte, dass ich ohne meinen täglichen Sport nicht langsamer abnahm, aß ich so, wie ich schon immer aß, nur weniger und verzichtete, solange ich abnehmen wollte, auf Dinge, die nicht unbedingt sein mussten und wo es mir leichtfiel, darauf zu verzichten. So aß ich normal Frühstück, Mittagessen und Abendbrot. Zu allen Mahlzeiten gewöhnte ich mir an, nur eine bestimmte Menge zu essen. Diese Menge veränderte ich während der Abnehmphase nicht. Egal wie gern ich manchmal mehr gegessen hätte, ich beließ es bei dieser Menge.

Zum Frühstück gab es entweder ein Brötchen oder eineinhalb Scheiben Toastbrot mit Auflagen wie Käse, Fisch oder Raps-Bienenhonig.

Zum Mittagessen waren es Fisch, Putenfleisch, Gyros und ähnliche Gerichte, jedoch ließ ich die Kartoffeln weg und aß stattdessen große Portionen Gemüse, wie Kohlrabi mit Rosenkohl, so dass der Teller immer voll war. Durch die Flüssigkeit des Gemüses fiel nicht weiter auf, dass es keine Soße gab, und durch die Menge an Gemüse vermisste ich die Kartoffeln nicht (hauptsächlich wegen dem Kohlrabi). Soße aß ich nur zu Gerichten wie Weißkohlrouladen, Hackbraten oder gefüllte Paprikaschote. Hier bevorzugte ich selbstgemachte Tomatensoße.

Sah ich auf meinen Teller, so war er reichlich gefüllt. Weder zum Frühstück noch beim Mittagessen war zu erkennen, dass ich abnehmen wollte.

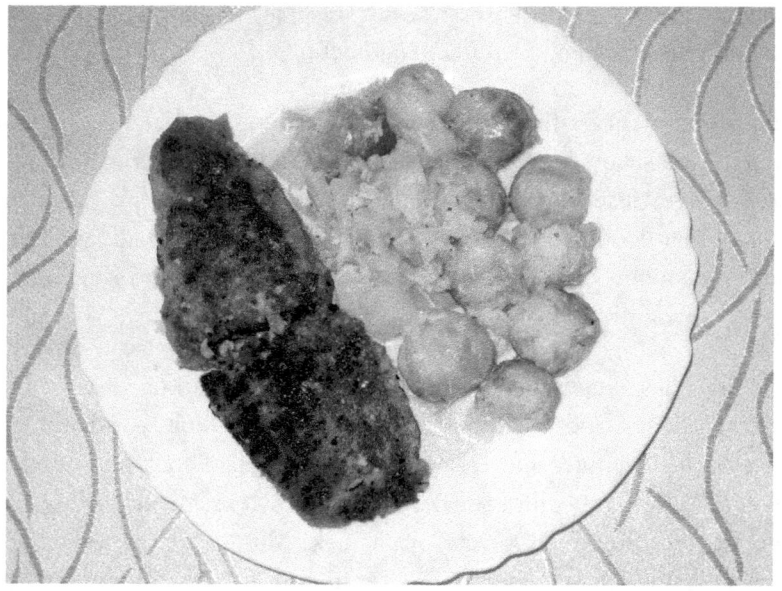

Nicht anders beim Abendessen. Es gab Rühreier mit Gemüse, Brathähnchen, Schnitzel mit gebratenem Ei, geräucherten Fisch oder eine Dose Fisch mit trockenem Brot, häufig auch mit Butter bestrichenes Brot und als Auflage Tomaten, Gurke, Radieschen und dergleichen.

Ich war immer satt, und so konnte ich auch nach der Diät essen, nur halt etwas mehr. Ich aß also, was ich schon immer aß, ließ nur einige Zutaten wie Kartoffeln, (in der Regel) Butter (die ich meist durch Magerquark ersetzte) oder Soße weg. Ebenso alle Zwischenmahlzeiten oder sonstige Dinge, die ich früher zwischendurch aß. Auf Zucker in

Getränken oder süßen Speisen wie selbstgebackenen Kuchen verzichtete ich entweder ganz, oder nahm Xylit als Ersatz.

Obwohl ich mit der Mahlzeit nur wenige Kalorien zu mir genommen habe, hatte ich nicht das Gefühl, auf Diät zu sein, auch optisch war davon nichts zu erkennen. Denn wie sieht die Motivation aus, wenn man als Mahlzeit vor sich zwei Scheiten Knäckebrot mit magerem Kräuterquark und ein paar Radieschen sieht? Auch musste ich mich nicht auf andere Lebensmittel einstellen.

Krasse Umstellungen, die nach speziellen Diäten oder Fastenkuren der Fall sind, brachten mir in der Vergangenheit überhaupt nichts. Während vergangener Diäten kreisten die Gedanken oft darum, etwas Herzhaftes zu essen, und nach der Diät aß ich irgendwann wieder, wie in der Zeit davor. Das war nun anders.

Nachfolgend einige Gerichte, die bei weitem nicht vollzählig sind und nur zur Anschauung dienen sollen.

Frühstück

Butter ersetzte ich durch Magerquark. Ich gebe zu, es schmeckte anfangs nicht sehr erbaulich, aber irgendwann gewöhnte ich mich daran. Das Frühstückei, welches ich in der Vergangenheit eigentlich immer nur „zusätzlich" aß, sozusagen als Beilage, entfiel.

Die Menge legte ich auf 1,5 Scheiben Toastbrot (selbstgebacken) oder ein Brötchen (ebenfalls selbst gebacken) oder Aufbackbrötchen aus dem Supermarkt (die in unserer Familie „Aufbackies" heißen) fest. Egal, wie gern ich an manchen Tagen mehr gegessen hätte, an den allermeisten Tagen reichte mir die Menge aus, und so ließ ich nie eine Ausnahme zu.

Als Auflagen aß ich Käse oder Fisch, selbst wenn beides oftmals sehr fettreich war, oder Raps-Bienenhonig. Nach der Diät ließ ich wieder Marmelade zu.

Mittagessen

Zu Mittag gönnte ich mir eine große Portion: Entweder gebratenen Fisch, ein großes Schnitzel aus Puten- oder Hühnerfleisch (Schweinefleisch ist mir zu zäh) und ähnliche Sachen. Dazu gab es eine sehr große Portion Gemüse, oft Rosenkohl mit Kohlrabi (das sättigte am meisten). Auf Kartoffeln verzichtete ich (in seltenen Fällen aß ich Reis), es sei denn, es gab nur Kartoffeln mit Gemüse, ebenso verzichtete ich bei vielen Gerichten auf die Soße, die bei der großen Portion Gemüse sowieso fehl am Platze war.

Nach der Mahlzeit war ich satt und hatte trotzdem nur wenige Kalorien zu mir genommen. Das war etwas, was ich auch nach der Diät weiterführen konnte, nur konnte ich dazu auch Reis, Kartoffeln oder Soße essen.

Weitere Mittagessen waren beispielsweise Brathähnchen mit (selbstgemachtem) Tsatsiki und Krautsalat (Supermarkt), mit Rinder-Hackfleisch gefüllte Zucchini, Hefeklöße (selbstgemacht) mit Heidelbeeren (gekauft, gezuckert) oder Fischfrikadellen (teils selbstgemacht, teils gekauft).

Abendbrot

Zum Abendbrot versuchte ich, nicht viel zu essen. Manchmal waren es nur einige Stücke Käse (mit Paprika bestreut) und Weintrauben, ein anderes Mal warme Gerichte wie Brathähnchen, Puten-Schnitzel mit Spiegelei, gebratener Fisch mit Gemüse, Fischbrötchen, eine Dose Fisch mit einer Scheibe trockenem Brot oder eine halbe Makrele mit gekochtem Gemüse (Erbsen und Möhren oder Blumenkohl).

Erstaunt hat mich die Tatsache, dass mich Brot, mit Butter bestrichen und belegt mit Tomaten, Gurken, Radieschen oder Apfelscheiben lange und ausreichend satt machten. Aß ich am Abend mit Wurst belegte Brote, bekam ich schnell wieder Hunger.

An Abenden, wo ich erst spät nach Hause kam, verzichtete ich darauf, noch etwas zu essen. Die Kalorien, die ich so einsparte, konnte ich mir zu einer anderen Zeit gönnen und hatte so eine kleine Reserve, was die Kalorienzufuhr betrifft. Daran änderte ich auch nach der Diät nichts.

* * *

Angst haben, die Diät nicht durchzuhalten, musste ich nicht, und weil ich nicht übermäßig viel aß, sondern normal, nahm ich ab. Das ging schneller, als ich anfangs dachte.

Es hat sich bis heute bewährt, bei Mahlzeiten diese oder jene Beilage wegzulassen bzw. zu reduzieren. Wie ich bereits schrieb, gibt Kleinvieh auch Mist, und hier spart man Kalorien ein, ohne dass man es groß merkt. Gegebenenfalls erhöhte ich die Menge der übrigen Lebensmittel (Putenschnitzel, Fisch, Gemüse und dergleichen). Das ist für mich ein wichtiger Schritt zum Erfolg, wenn man nach dem Abnehmen, wo man sich dann hin und wieder eine kleine Ess-Sünde erlaubt, das Gewicht halten will.

Wie verhindert man den Jo-Jo-Effekt?

Bekannte, mit denen ich nur gelegentlich über das Internet Kontakt habe, fragen mich hin und wieder, ob ich mittlerweile wieder zugenommen habe. „Nein, das habe ich nicht", lautet dann meine Antwort. Die Frage zeigt mir, wie sehr es als normal angesehen wird, nach einem Gewichtsverlust wieder zuzunehmen.

Viele möchten wegen des gefürchteten Jo-Jo-Effekts gar keine Diät beginnen. Die Angst davor ist durchaus berechtigt. Zwar hatte ich einige Zeit nach dem Abbruch diverser Diäten (bis zum Ende einer Diät habe ich es bisher nur drei Mal geschafft) nie mehr gewogen als davor, doch war die ganze Quälerei umsonst gewesen, was nicht weniger ärgerlich war. Hinzu kam die Scham, wieder versagt und zu wenig Willen aufgebracht zu haben, um das Gewicht zu halten.

Die vielen Berichte über Menschen, die ein hohes Gewicht verloren haben und irgendwann wieder dasselbe wogen wie vorher, wenn nicht gar mehr, machen deutlich, dass es weitaus schwieriger ist, das Normalgewicht zu halten, als Gewicht zu verlieren.

Von Leuten, die schon immer schlank waren, weiß ich, dass sie während einer Mahlzeit einen Punkt erreichen, wo sie nichts mehr essen können. Es passt einfach nichts mehr hinein. Bei Übergewichtigen ist das meist anders, sie haben diese Grenze nicht (mehr), oder spüren sie nicht so deutlich.

Falls das bei Ihnen auch so sein sollte, werden Sie wahrscheinlich nie endgültig mit der Diät aufhören können. Alle Sprüche, die ich bisher hörte, dass man beispielsweise sein Gewicht ein Jahr halten muss, um vor dem Jo-Jo-Effekt sicher zu sein, oder dass der Magen irgendwann kleiner wird und man dann nicht mehr so viel essen kann, haben sich für mich nicht wirklich als wahr herausgestellt. Wenn Essen Freude macht und man es deswegen nicht unter Kontrolle hat, wird man damit auch in

Zukunft zu kämpfen haben. Nichts stellt sich irgendwann ein, dass die Sache irgendwie leichter macht.

Ich (und meine Familie ebenfalls) halte mein Normalgewicht nun schon seit langer Zeit. Das erreiche ich jedoch nur, weil ich bis heute meine Regeln befolge. Noch immer stelle ich mich mehrmals in der Woche auf die Waage, noch immer verzichte ich auf Zwischenmahlzeiten und hin und wieder auf Beilagen, noch immer gibt es drei Mahlzeiten zu festen Zeiten und mit immer gleichgroßen Portionen.

Weil ich nicht mehr abnehmen muss, kann ich hin und wieder etwas über die Stränge schlagen. So gibt es gelegentlich einen, zwei oder gar drei Tage hintereinander, wo ich mehr esse als erlaubt. Doch danach ist wieder Schluss. Wenn es dazu geführt hat, dass die Waage anschließend mehr anzeigt, sind die paar Hundert Gramm oder das eine Kilo schnell wieder abgebaut.

Ich bereite mir damit allerdings selbst keinen Gefallen. Diese Lust auf mehr stellt sich sofort wieder ein, ebenso ist das ungute Gefühl wieder da, wenn die Waage am Morgen darauf eine Gewichtszunahme anzeigt.

Ich halte deshalb Diäten oder Ernährungsumstellungen, wo sechs Tage in der Woche streng Diät gehalten und am siebenten Tag „gesündigt" wird, nicht für sinnvoll, weil man sich damit nur selbst quält. Wenn beispielsweise am Sonntag das gegessen wird, worauf man die ganze Woche tapfer verzichtet hat, dann fällt einem der Montag ganz besonders schwer. Der Dienstag wird auch nicht viel leichter werden.

* * *

Der Körper pendelte sich anfangs nicht mit dem Gewicht ein, wie es bei Leuten der Fall ist, die schon immer schlank waren. Aß ich zu viel, nahm ich zu, aß ich zu wenig, nahm ich ab. Das änderte sich erst nach einiger Zeit. Das Gefühl, so satt zu sein, dass „nichts mehr reinpasst", kam bis heute nicht wieder. Ich bin mir ziemlich sicher, dass ich auch in Zukunft auf die Größe meiner Portionen achten muss. Ich werde im nachfolgenden Kapitel näher darauf eingehen.

Für einen dauerhaften Gewichtsverlust halte ich es heute für wichtig, keine spezielle Diät einzuhalten, sondern das zu essen, was man gern isst, nur weniger, so dass man nach dem Gewichtsverlust nichts weiter tun muss, als die Menge der Nahrungsmittel etwas zu erhöhen. Wurden während der Diät kleine Sünden nicht geduldet, sollten sie auch nach der Diät die Ausnahme bleiben. Gab es während der Diät drei Mahlzeiten zu bestimmten Zeiten, sollte das nach der Diät so weitergehen.

Es war für mich wesentlich leichter, eine bestimmte Leckerei nicht zu essen und irgendwann fast die Erinnerung daran zu verlieren, als Ausnahmen zuzulassen. So hart es klingt, aber wenn die Vergangenheit zeigte, dass man nach einer erfolgreichen Diät immer wieder zunimmt, steht einem kaum ein anderer Weg offen, als auch in Zukunft Verzicht zu üben. Warum das so ist, versuche ich im nächsten Kapitel zu erklären.

Wird die Diät begonnen, sind Erwartungshaltung und Enthusiasmus groß, darum gelingt die Regelmäßigkeit meist ohne Probleme. Diese Begeisterung, sein Leben umzustellen, schlank werden zu wollen, fehlt, hat man sein Normalgewicht erreicht. Deswegen sind Abweichungen nach einer Diät besonders schlimm. Es kann schwerfallen, nach Ausnahmen wieder in den gewohnten Rhythmus zu kommen. Deshalb sollte man sich gut überlegen, inwieweit man sie zulässt.

* * *

Dieses „etwas zu sich nehmen" gilt nicht nur für feste Lebensmittel. Getränke, selbst wenn sie frei von Kalorien sind, gehören ebenfalls dazu. Man sollte sich klarmachen, dass man mit der Tasse Kaffee, Tee oder dem Glas Cola etwas zu sich nimmt. Sieht man von der Kalorienzahl ab, waren die Tasse Kaffee zwischendurch, oder das Glas Cola für mich nicht besser, als wenn ich eine Kleinigkeit gegessen hätte. Nur mit dem völligen Verzicht, zwischen den Mahlzeiten etwas zu mir zu nehmen, hatte ich es leicht.

Sollte wirklich Durst aufkommen, ist Wasser das ideale Getränk (so sehr sich das jetzt auch nach übergesunder Ernährung anhören mag). Der Körper nimmt es, wofür es gedacht ist und sieht es nicht als Nahrungszufuhr an. Als ich tagsüber wieder mehr Kaffee trank, kam auch die Esslust wieder. Schließlich kehrte ich dazu zurück, nur zum Frühstück eine oder zwei Tassen Kaffee zu trinken, oder unmittelbar nach dem Mittagessen.

Sucht

Am Anfang des Buches habe ich folgenden Satz aus dem Buch „Die Herrin von Wildfell Hall" von Anne Brontë zitiert. Ich möchte ihn hier noch einmal wiederholen:

„Ich fürchte, dass Arthur geneigt ist, sich der Völlerei, als seiner Lieblingsgottheit, hinzugeben, und wenn er nicht fürchten müsste, seinen Appetit unwiederbringlich abzustumpfen oder seine Genussfähigkeit gänzlich zu zerstören, sich in die gröbsten Ausschweifungen zu stürzen."

Hier sind mir folgende Worte besonders wichtig:

… wenn er nicht fürchten müsste, seinen Appetit unwiederbringlich abzustumpfen oder seine Genussfähigkeit gänzlich zu zerstören …

Durch mein unkontrolliertes Essen, was sich über viele Jahre hinzog, habe ich scheinbar tatsächlich meinen Appetit und die Genussfähigkeit zerstört. Ein normales Essverhalten stellt sich, wie sich heute zeigt, auch Jahre nach dem Normalgewicht nicht wieder ein. Das Verhältnis zu Lebensmitteln scheint nachhaltig zerstört zu sein.

Wünsche ich mir eine Mahlzeit, erwarte ich immer noch, dass der Teller möglichst voll ist. An erster Stelle kommt bei mir, dass ich etwas esse. Erst danach ist mir wichtig, dass es schmeckt. Ein Stück Schokolade würde mir bei weitem nicht so viel Genuss bringen, wie eine ganze Tafel. Einen übervollen Teller, wenn auch nur mit Supermarktlebensmitteln gefüllt, würde ich in jedem Fall einem Gourmet-Gericht vorziehen. Das Gefühl, so satt zu sein, dass ich nichts mehr essen kann, hält, wenn überhaupt, nur kurze Zeit an. Spätestens eine halbe Stunde nach der Mahlzeit könnte ich schon wieder etwas essen, selbst wenn ich dann noch gar keinen Hunger verspüre.

Ich mache mir kaum Hoffnung, dass sich an diesem Zustand je wieder etwas ändert. Wie ich bereits erwähnte, ist für mich der völlige Verzicht auf bestimmte Nahrungsmittel leichter, als nur wenig davon zu essen. Also verzichtete ich lieber.

Natürlich muss das nicht bei jedem Menschen so sein. Nicht jeder Mensch scheint schnell süchtig zu werden. Zu einer Zeit, als ich beruflich mit alten, kranken Menschen gearbeitet habe, konnte ich beobachten, dass diese Patienten oft Diazepam bekamen. Ein Medikament zur Beruhigung, was laut offizieller Meinung schnell abhängig macht, und wie das Buch „Ich tanze so schnell ich kann" von Barbara Gordon aufzeigt, können die Folgen, wenn dieses Medikament nach einiger Zeit absetzt wird, dramatisch sein. Nun lief es auf der Arbeit nicht immer so ab, wie es sein sollte, was sicher auf den ständigen Wechseldienst und dem hohen Krankenstand zurückzuführen war. So kam es vor, dass das Diazepam auf einmal aufgebraucht war. Es wurde dann beim Arzt telefonisch nachbestellt, doch bevor das Rezept kam und das Medikament von der Apotheke gebracht wurde, vergingen nicht selten einige Tage, selbst einer Woche war keine Seltenheit. Zu dieser Zeit bekamen die alten Leute das Medikament nicht, auch keinen Ersatz. Ich konnte dabei nie feststellen, dass sie von Entzugserscheinungen oder gar Wahnvorstellungen geplagt wurden.

Ich kenne Menschen, die jahrelang sehr viel Alkohol tranken, irgendwann die Nase voll davon hatten, von heute auf morgen „trocken" wurden und nie wieder das Verlangen nach Alkohol verspürten. Diese Leute trinken zwar seit Jahrzehnten keinen Alkohol mehr, trotzdem gönnen Sie sich ab und zu ein paar Weinbrandbohnen, ein alkoholfreies Bier oder Eierlikör über dem Eisbecher. Ein Bekannter bekam bei einer Bestellung im Restaurant statt einem alkoholfreien Bier ein Bier mit Alkohol. Er trank zu dieser Zeit seit mehr als zwei Jahrzehnten keinen Alkohol mehr. Er sagte mir hinterher, dass er das Bier in den Beinen spürte und dem Keller Bescheid gab, dass er das falsche Bier bekommen hatte. Er bekam daraufhin ein alkoholfreies, und damit war die Sache erledigt. Keine Spur von erneutem Verlangen nach Alkohol.

Abhängigkeiten können trotzdem sehr schnell auftreten. Wird beispielsweise die Haut regelmäßig eingecremt, gewöhnt sie sich daran und es fehlt ihr irgendetwas, wenn man es nicht mehr tut. Wäscht man die Haare zu oft, ist es nicht anders. Bestimmte Angewohnheiten können abhängig machen, Arbeit zum Beispiel, ja sogar so banale Dinge wie Fernsehserien. Selbst wenn man diese Dinge nicht direkt als Sucht anerkennt und sie im Grunde meist vernachlässigbar sind, stellt sich doch eine Gewohnheit ein, die man sich erst wieder abgewöhnen muss.

Allgemein zu sagen, bestimmte Dinge machen abhängig, kann man meiner Meinung nach, und entgegen der offiziellen Meinung, sicher nicht grundsätzlich sagen. Jeder Mensch ist anders und reagiert anders. Einer kann nach einer Abstinenz ein Bier trinken oder eine Zigarette rauchen, ohne dass sich hinterher die Lust auf mehr einstellt, ein anderer kann es nicht. Deswegen sollte man für sich selbst prüfen, ob eine Esssucht vorliegt. Isst man gern mehr, als man eigentlich sollte, könnte man immer und zu jeder Tages- und Nachtzeit essen, hat man oft das Gefühl, irgendwie nicht richtig satt zu werden, egal was man isst oder kreisen die Gedanken häufig um das Essen, dann wäre es besser, man hält sich in Zukunft an strikte Essensregeln.

Eine Esssucht kann man meiner Meinung nach nur mittels Regelmäßigkeit bei den Mahlzeiten in den Griff bekommen. Es muss zur Gewohnheit werden, nur zu bestimmten und feststehenden Zeiten etwas zu essen oder zu trinken.

* * *

Ich lese gern alte Bücher aus dem 19. Jahrhundert. Die allermeisten Menschen waren damals schlank, aber das geschah wohl aus reiner Notwendigkeit heraus. Die Lebensmittel waren nicht so allgegenwärtig, wie es heute der Fall ist, und es war sicher weder im Sommer noch im Winter angenehm, auf ein sogenanntes Plumpsklo zu gehen. Sprüche wie: „Trinken Sie mindestens drei Liter täglich" hat ein Arzt in diesen Büchern nie gesagt.

Diese ständige Verfügbarkeit der Lebensmittel, die Tasse Kaffee auf dem Schreibtisch, die Naschereien zwischendurch, muss man sich abgewöhnen. Nahrungsaufnahme sollte bei Esssucht nur noch zu den Mahlzeiten ein Vergnügen sein, kein Vergnügen zwischendurch.

Übergewicht und Esssucht haben nicht immer etwas miteinander zu tun. Es gibt Schauspieler, die ihr Leben lang schlank waren, sich für eine Filmrolle rund futterten und, nachdem ihre Arbeit am Film beendet war, wieder schlank wurden und es anschließend blieben. Natürlich kenne ich diese Leute nicht persönlich, aber es hat durchaus den Eindruck, dass ihre Gedanken sich nicht immer um Mahlzeiten drehen. Das Übergewicht scheint also nicht der Übeltäter zu sein, sondern die Angewohnheit, zu jeder Gelegenheit etwas zu essen, sich mit Essen zu belohnen oder damit die Langeweile abzutöten. Denn eine Sucht hat viel etwas mit Gewohnheit zu tun. Ändern wir diese Gewohnheiten, können die alten Gewohnheiten zurückgedrängt werden, auch wenn sie nicht völlig verschwinden mögen. In jedem Fall ist es jedoch möglich, hier erfolgreich an sich zu arbeiten, und man sollte sich klarmachen, dass gewisse Sachen eben nicht mehr gehen, weil man eben „seinen Appetit unwiederbringlich abgestumpft und seine Genussfähigkeit gänzlich zerstört" hat.

Suchtverlagerung

Ich war nie erfolgreich darin, mit Ersatzbefriedigungen ein langandauerndes Ergebnis zu erzielen. Bestenfalls erreichte ich damit, einige Kilogramm zu verlieren, die ich jedoch schnell wieder zunahm. Selbst das Gewicht zu halten, schaffte ich auf diese Weise nicht.

Ersatzbefriedigungen können vielfältig sein. Manchmal wird viel Kaffee, Cola oder schwarzer Tee getrunken, um das Hungergefühl zu unterdrücken, oder man weicht auf kalorienarme Nahrungsmittel, wie beispielsweise Popcorn aus. Jemand, der seine Essgewohnheiten nicht im Griff hat, wird mit dieser Methode nicht weit kommen.

Ausweichen bedeutet, man hat die Situation, in unserem Fall die Essgewohnheiten, nicht unter Kontrolle. Der Jo-Jo-Effekt ist vorprogrammiert. Gerade deshalb muss die Diät genutzt werden, um eine Normalität im Essverhalten zu erreichen, und deshalb sollte während der Diät das gegessen werden, was man gern und schon immer isst, nur weniger und in der Gesamtmenge möglichst nicht über 1.300 bis 1.500 kcal.

Man sollte nicht versuchen, die Sucht in andere Bahnen zu lenken. Ich habe nie verstanden, wie Alkoholiker oder Drogensüchtige zwar gegen ihre Alkohol- oder Drogensucht kämpften, das Zigarettenrauchen jedoch beibehielten. In Sachen Gesundheit ist das nur ein Teil des Ganzen. Man gibt zwar eine Sucht auf, hält sich aber den Rücken frei für eine andere, der man frönen kann. Konsequenter wäre es, auch mit dem Rauchen aufzuhören und gänzlich ohne Suchtmittel zu leben. Natürlich fällt es viel schwerer, neben dem Versuch, von Alkohol oder Drogen wegzukommen, auch noch das Rauchen aufzugeben, die Zigarette dient immerhin als Beruhigung und hilft dabei, den Stress der Suchtüberwindung zu erleichtern. An der Sucht selbst ändert man aber nur wenig.

Viele schlanke Menschen werden dicker, wenn Sie mit dem Rauchen aufhören. Als Suchtverlagerung dient dann das Essen. Für mich ist das ein Zeichen, dass diese Leute innerlich der Zigarette nicht völlig abgeschworen haben. Ihnen fehlt etwas, und das wird durch mehr Nahrung ausgeglichen. Fühlt man sich dann unwohl, weil man plötzlich zu den dicken Menschen gehört, kann es durchaus passieren, dass man der Zigarette wieder den Vorzug gibt.

Die Umstellung der Ernährung muss deshalb gewissenhaft und konsequent sein. Hier hilft nur der sprichwörtlich kalte Sprung ins Wasser. Ein Ausweichen auf Ersatz, und damit meine ich auch Appetitzügler aus der Apotheke, beinhaltet immer die Gefahr, früher oder später rückfällig zu werden.

Die gute Nachricht

Als ich noch stark übergewichtig war, erreichte ich ein Gewicht, dass ich hielt, egal wie viel ich aß. Zwar schwankte dieses Übergewicht immer wieder einmal um drei Kilogramm mehr oder weniger, aber im Grunde wog ich immer gleichviel. Daran änderte sich viele Jahre lang nichts.

Nachdem ich abgenommen und mein Gewicht lange Zeit halten konnte, stellte ich das gleiche Phänomen fest. Sünden wurden nicht mehr unmittelbar mit einem Jo-Jo-Effekt „bestraft". Selbst wenn ich einen oder zwei Tage hintereinander zu viele Kalorien zu mir nahm, hatte das nicht immer Auswirkungen auf der Waage.

Das heißt nicht, dass ich nicht wieder zunehmen würde, würde ich ständig zu viel essen. Aber es zeigt mir, dass der Körper mein gegenwärtiges Gewicht als normal einstuft. Er fasst es nicht als vorübergehende Hungerperiode auf und füllt die Fettzellen wieder, sobald sich dazu die Gelegenheit bietet. Das war, wie ich bereits schrieb, kurz nach der Diät nicht so.

Wie sieht es heute aus?

Ich habe es leider nicht geschafft, wieder so ein Verhältnis zum Essen zu bekommen, wie es in meiner Jugend der Fall war. Noch immer sind Mahlzeiten nicht ein notwendiges Übel, das meine Beschäftigungen oder Hobbys unterbricht, sondern etwas, worauf ich mich freue und die ich oft genug sehnlichst erwarte. Mit der Zeit habe ich mich damit abgefunden, dass die Lust am Essen nie vergehen wird, sondern dass ich sie nur unter Kontrolle halten kann.

Ich habe es beibehalten, jeden Sonntag einen Speiseplan für die kommende Woche zu erstellen. Mittlerweile ist die Liste meiner kalorienarmen Gerichte recht umfangreich geworden. Ein Problem, was gekocht wird, gibt es dadurch nicht. Alle meine Gerichte stehen in einer Spalte einer Tabellenkalkulation untereinander. Ich muss diese Gerichte nur zu den verschiedenen Wochentagen kopieren und den Wochenplan ausdrucken.

Leider ändert sich mein Suchtverhalten nicht, auch wenn ich nun schon sehr lange mein Normalgewicht halte. Bestimmte Lebensmittel, wo ich mich vor der Diät nicht bremsen konnte, muss ich immer noch meiden. Esse ich Eis, Bonbons, Schokolade oder trinke ich Cola, fällt es mir noch heute schwer, mich zu zügeln, und ich bekomme auch am Tag danach Appetit darauf.

Nicht anders verhält es sich mit der Zeit. Wenn ich zu normalen Zeiten esse und nichts zwischendurch, kann ich gut damit leben. Lasse ich diesbezüglich die Zügel etwas lockerer, kreisen die Gedanken wieder mehr um „Was könnte ich denn jetzt Schönes essen?" und der Heißhunger kommt auf.

Das einzige, was mich tröstet, ist, dass die Dinge, auf die verzichten muss, eher ungesund sind.

Habe ich wirklich einmal zwischen den Hauptmahlzeiten Hunger, dann hole ich mir nicht mehr eine Kleinigkeit aus dem Kühlschrank, sondern mache mir ein Brot mit Käse, Fisch oder Wurst. Die Erfahrung lehrte mich, dass es häufig bei einem kleinen Stück, das ich mir dann in den Mund stecke, nicht bleibt, wenn ich wirklich hungrig bin. Esse ich hingegen ein Brot, bin ich ausreichend satt und ich kann meine Gedanken wieder in andere Richtungen lenken.

Jede Woche stelle ich mich zwei- oder dreimal auf die Waage, obwohl ich an meiner Kleidung merke, dass sich an meinem Umfang nichts geändert hat. Die Bestätigung der Waage gibt mir jedoch ein gutes Gefühl. Stelle ich mich einige Zeit nicht auf die Waage, obwohl ich merke, dass ich nicht zugenommen habe, werde ich unruhig. Die Angst, wieder übergewichtig zu werden, sitzt immer noch sehr tief. Es gibt Nächte, da träume ich davon, wieder dick zu sein.

Kopfschmerzen, die mich zu Zeiten des Übergewichts häufig plagten, hatte ich während meines gesamten Gewichtsverlustes nicht. Heute treten sie nur noch auf, wenn ich von meiner üblichen Ernährung abweiche oder Ausnahmen zulasse.

Lebe ich heute wie ein Asket?

Ich war nie der Mensch, der sehr großen Wert darauf legte, sich allzu gesund zu ernähren. Ich ließ Süßstoff zu, Cola, Zucker, Kaffee, Süßigkeiten. Häufig hatte ich schon Versuche gestartet, mich vollkommen gesund zu ernähren, doch brach ich das beizeiten wieder ab. Heute bleibe ich bei meinen Gewohnheiten. Sich zu etwas zu zwingen, was gegen die eigene Natur ist, ist der Gesundheit sicher nicht förderlich.

Seit ich weniger esse, stehen bei mir Obst oder rohes Gemüse häufiger auf dem Tisch. Der Appetit darauf ist stärker als zu Zeiten, als ich noch übergewichtig war. Und natürlich hat das auch ein klein wenig mit dem Essen selbst zu tun. Weil ich bei den Mahlzeiten eher zurückhaltend bin, freue ich mich heute auf Obst oder Gemüse als Nachtisch.

Auch Kalorienbomben stehen bei mir, wenn auch sehr selten, auf dem Programm, jedoch setze ich mir dabei eine strenge Regel: Der Eisbecher nachmittags in der Stadt darf sein, allerdings verzichte ich dann auf das Abendbrot. Natürlich möchte ich abends trotzdem gern Abendbrot essen, doch wenn ich nicht durchhalte weiß ich, dass ich das nächste Mal kein Eis essen darf. Also halte ich die paar Stunden bis zum Zubettgehen durch und freue mich tags darauf, nicht zugenommen zu haben.

Falsche Weisheiten

Sich schlank essen?

Es gibt viele Theorien bezüglich des Gewichtsverlustes bei bestimmten Lebensmitteln. So stehen Zitrone oder Pampelmusen im Ruf, sich günstig auf den Gewichtsverlust auszuwirken. Wird hingegen Obst am späten Abend gegessen, behindert das angeblich die Fettverbrennung. Ich kann aus meiner Erfahrung weder das eine noch das andere bestätigen.

Meiner Meinung nach kommt es in erster Linie auf die Kalorienaufnahme während des gesamten Tages an. Aß ich tagsüber wenig, schadete die Ananas am Abend überhaupt nicht.

Macht Obst dick?

Oft wird behauptet, dass Weintrauben, Bananen, Ananas oder anderes süßes Obst dick machen. Man sollte sie deshalb bei einer Diät meiden. Ich konnte nichts dergleichen feststellen und nahm auch ab, wenn ich tagsüber Weintrauben oder zum Abendbrot eine halbe Ananas oder Bananen mit Mango gegessen hatte. Wie immer kommt es auf die Menge an. Werden zu viele Bananen gegessen, können sie sicher die Gewichtsabnahme behindern. Ich aß sowohl Bananen als auch Nüsse oder Rosinen während der Diät. Sie enthalten wichtige Nährstoffe, die der Körper für seine Funktionen braucht.

Wichtiger war es, nicht zu spät am Abend zu essen. Der Gewichtsverlust war am größten, je eher ich die letzte Mahlzeit zu mir nahm. Anscheinend ist es vorteilhaft, den Körper längere Zeit ohne Nahrung zu lassen. Und das ist abends am leichtesten, weil viel Zeit während des Schlafens vergeht.

Nimm's Light - oder doch nicht?

Ich habe während meiner Diät auf jegliche Light-Produkte verzichtet. Zu der Aussage einiger Diät-Experten, dass diese Lebensmittel, weil sie kalorienreduziert sind, dazu verleiten, ein klein wenig mehr zu essen, kann ich somit nicht viel sagen. Meiner Ansicht nach macht man es sich allerdings mit dieser Aussage etwas zu einfach, weil hierbei das Thema Esssucht ignoriert wird. Leute mit teils erheblichen Übergewicht essen nicht etwas mehr, weil sie ein Light-Produkt vor sich haben, sondern weil sie grundsätzlich zu viel essen. Sie bekommen den Zwang, etwas essen zu müssen, nicht in den Griff. Da kommt es wohl weniger darauf an, ob man ein Light-Produkt vor sich hat oder nicht.

Es gab eine Zeit, wo ich viel Milch trank. Hier machte es sich gewichtsmäßig deutlich bemerkbar, ob ich 3,5-, 1,5- oder 0,2-prozentige Milch trank. Bei allen drei Sorten habe ich die gleiche Menge getrunken, nur nahm ich bei der 3,5-prozentigen Milch sehr schnell zu. Das war der Grund, warum ich auf fettärmere Milch umstieg, auch bei der Milch für den Kaffee. Der Gedanke, ich könnte bei 0,2-prozentiger Milch mehr trinken, weil sie viel weniger Fett enthält, kam mir nie.

Aus meiner Sicht ist es nicht nötig, Light-Produkte zu kaufen. Ich habe auch mit fettreichem Käse oder Fisch abgenommen. Auch Nüsse haben mir nicht geschadet, oder das halbe Brathähnchen zum Abendbrot. Fett kann an anderer Stelle eingespart werden, beispielsweise beim Braten von Fleisch oder Gehacktem, oder wenn statt Margarine oder Butter Magerquark als Brotaufstrich verwendet wird.

Trennkost

Oft hört oder liest man, Trennkost könnte der Magen leichter verarbeiten, als gemischte Kost. Während meiner Diät aß ich zu Mittag oft Trennkost. Ich wurde von einem Stück Fleisch, Fisch oder Eier mit ausreichend Gemüse genauso satt, wie von einer Mahlzeit mit zusätzlich Kartoffeln und Soße. Das Gemüse bot genügend Flüssigkeit, welche die Soße ideal ersetzte und was jede Menge Kalorien einsparte.

Auch zum Abendbrot aß ich manchmal Trennkost. Dann bestand das Abendbrot aus zwei Scheiben Brot mit etwas Butter und Auflagen wie Tomaten, Gurken oder Radieschen. (Magerquark schmeckt in diesem Fall wirklich nicht.) Hin und wieder aß ich nur mit Paprika bestreuten Käse, oder ein halbes Brathähnchen ohne jede Beilage.

Beim Frühstück verzichtete ich auf Trennkost, denn ich wollte mich nicht zu sehr einschränken. Ein gutes Frühstück gehört für mich zum guten Leben dazu.

Trotzdem bin ich nicht unbedingt ein Trennkost-Fan. Der Magen kommt auch sehr gut mit Kohlenhydraten und Eiweiß gleichzeitig zurecht. Allerdings verzichtete ich soweit es ging darauf, während der Mahlzeit etwas zu trinken, um die Magensäfte nicht unnötig zu verdünnen, was eventuell die Verdauung behindert.

Übergewicht und die Krankheiten

„Übergewicht macht krank." „Übergewicht schädigt das Herz, den Rücken, die Gelenke. Bauchfett verursacht gefährliche Krankheiten." „Übergewichtige haben eine kürzere Lebenserwartung." Sätze, die man immer wieder hört. Und was der eine sagt, spricht der andere nach, oft ohne auf eigene Erfahrungen zurückblicken zu können.

Natürlich mag das alles zutreffen und ich will das in keiner Weise in Frage stellen. Viele Menschen leiden wegen ihres Übergewichts, sind krank geworden oder es hat sie frühzeitig ins Grab gebracht. Nur - trifft das nicht auch auf Leute zu, die immer schlank waren, sich gesund ernährten und Sport trieben? Man sollte hier nicht verallgemeinern.

Ich bin heute fast 60 Jahre alt und hatte rund 35 Jahre lang Übergewicht, davon wog ich rund 25 Jahre erheblich zu viel, sprich: fast Grad 3 beim Body-Mass-Index, oder anders ausgedrückt, ein BMI von 38,62 (normal ist unter 25). Bis jetzt – toi, toi, toi – hat mir das Übergewicht nicht geschadet. Ich war weder ernsthaft krank, noch habe ich Probleme mit dem Rücken oder den Gelenken.

Hatte ich Glück? Natürlich. Es zeigt aber auch, dass man Übergewicht nicht grundsätzlich als schädlich hinstellen sollte. Probleme hat mir das Übergewicht bestenfalls bereitet, wenn ich mir die Strümpfe anzog oder wenn die Hosen rutschten und es nicht ohne Hosenträger ging.

Ist Sport Mord?

Ärzte empfehlen ihren Patienten häufig, sich mehr zu bewegen oder Sport zu treiben. Kommen Kunden zu mir in den dritten Stock, bleibt ihnen keine andere Wahl als die Treppe. Es gibt Leute, denen das keine Mühe bedeutet, andere sind hinterher ziemlich aus der Puste.

Selbstverständlich würde Sport oder zumindest mehr Bewegung denjenigen helfen, denen das Treppensteigen schwerfällt. Heißt das aber gleichzeitig, dass Sport oder mehr Bewegung, also mehr als im Alltag notwendig wäre, grundsätzlich sinnvoll ist?

Die Musik, insbesondere die klassische Gitarre, mag hier als Beispiel dienen. Es gibt zwei Meinungen darüber, wie man auf diesem Instrument ein Meister wird. Die eine Gruppe hält spezielle Fingerübungen für sinnvoll, andere lehnen sie ab, und bevorzugen stattdessen spezielle Techniken erst dann zu üben, wenn sie gebraucht werden.

Es gibt Arpeggien (Akkorde, deren einzelne Töne schnell hintereinander gespielt werden) in den verschiedensten Formen. Beispielsweise spielt man die Töne 1-2-3-4-5 in einem sehr schnellen Tempo. Als Variationen können dann folgende Tonfolgen geübt werden: 2-1-3-4-5 oder 5-1-3-2-4 oder 1-2-5-4-3 oder 3-2-5-1-4 usw.

Ist es sinnvoll, alle nur möglichen Variationen zu beherrschen? Sicher kann es nicht schaden, was man kann, kann man nun einmal, wird mancher sich sagen. Der Nachteil ist allerdings, dass diese Übungen ständig geübt werden müssen, sonst verlernt man die Fähigkeit bis zu einem gewissen Grad oder gänzlich wieder. Wird beispielsweise die Tonfolge 5-1-3-2-4 nie gebraucht, lernt man etwas, wo der Nutzen nicht klar ist. Die Herausbildung der Fähigkeit, diese Tonfolge zu spielen, war mehr oder weniger Zeitverschwendung, denn zur Gelenkigkeit der Finger reichten die anderen Übungen.

Ich halte deshalb Übungen, deren Ergebnis nicht unmittelbar benötigt wird, nicht für sinnvoll.

Was hat das nun mit Bewegung und Sport zu tun? Wie bereits erwähnt, kamen einige Leute nur mit viel Mühen die Treppe hinauf. Der Körper war auf diese Leistung nicht eingestellt, und das war er nicht, weil er diese Leistung im normalen Leben bisher nicht brauchte. Soll diese Person sich nun immer fit halten, um für unerwartete Situationen gerüstet zu sein?

Zwar heiße ich es nicht für gut, wenn sich jemand zu wenig bewegt. Mir ist durchaus bewusst, wie unwohl man sich nach einigen freien Tagen fühlen kann, an denen man sich kaum bewegte und mehr oder weniger nur gefaulenzt hat. Deswegen halte ich jedoch Sport oder mehr Bewegung trotzdem nicht in jedem Fall für sinnvoll. Wenn jemand seinen normalen Tätigkeiten nachgeht: also einkauft, einen Spaziergang macht, die Wohnung putzt, das Fahrrad repariert usw., dann sind diese Bewegungen in meinen Augen ausreichend. In der Tierwelt ist es nicht anders. Die Tiere vollführen ihre ganz normalen Tätigkeiten, die sie für ihren Lebenserhalt brauchen. Keiner Katze würde es einfallen, zehn Liegestütze zu machen, kein Hund würde Hanteln stemmen. Sie bewegen sich normal, und durch den Spaß, den sie am Leben haben, kommt die Bewegung nicht zu kurz.

Wem Sport Freude bereitet, der ist gut damit beraten. Wer sich damit quält, sollte die Finger davon lassen und sich lieber Hobbys suchen, die den Körper nicht einrosten lassen.

„Sie müssen drei Liter pro Tag trinken!"

Ein Satz, den Ärzte gern zu älteren Patienten sagen. Auch ich halte ausreichende Flüssigkeitszufuhr für notwendig, denn der Körper benötigt sie, um seine Reinigung durchführen zu können. Jedoch war es für mich bisher ausreichend, wenn ich hin und wieder ein Glas Wasser trank. Dieses in sich hineinschütten von Flüssigkeit sehe ich eher skeptisch.

Wird bei einer Diät zu schnell Gewicht verloren, kann sich das negativ auf die Gesundheit auswirken. Der Körper verliert mit dem Fett eine Menge Giftstoffe. Wird während der Diät nicht genügend getrunken, können die Giftstoffe nicht ausreichend verdünnt werden und kann es zu Schwierigkeiten bei der Giftausscheidung kommen. Deshalb ist es richtig, genügend zu trinken, um den Körper die Möglichkeit zu geben, seine Giftstoffe besser ausscheiden zu können.

Ich war bei einer früheren Diät, wo ich rund 30 kg an Gewicht verlor, der Meinung, ich nähme mit frischem Obst genügend Flüssigkeit zu mir, und diese Einstellung hätte mich fast ins Krankenhaus gebracht. Von einem auf den anderen Tag bekam ich starke Schmerzen in der linken Bauchseite.

Ob diese Schmerzen wirklich mit zu wenig Flüssigkeit zusammenhingen, vermag ich nicht mit Sicherheit zu sagen. Ich ging nicht ins Krankenhaus, wie mein Arzt mir riet, und trank stattdessen mehr. Irgendwann verschwanden die Schmerzen und dieses Problem stellte sich nicht wieder ein.

Als sicher gilt, dass der Körper in den Fettzellen Giftstoffe lagert. Verkleinern sich diese Fettzellen, müssen die Giftstoffe aus dem Körper befördert werden. Dazu braucht der Körper Wasser. Deshalb halte ich regelmäßig (nicht übermäßig viel) trinken für wichtig.

Sicher kann sich der Körper mit einfachem Wasser am besten reinigen. Man wäscht sich ja auch nicht mit Tee oder Cola. Hilfsmittel wie Nahrungsergänzungsmittel oder Medikamente für die Entgiftung habe ich nie benutzt, stattdessen habe ich darauf vertraut, dass der

Körper schon weiß, was ihm guttut und was zu machen ist. Ich stellte ihm mit frischem Obst, Gemüse und Wasser nur die Mittel bereit.

Bio oder lieber nicht?

Gesunde Ernährung steht heute oft im Mittelpunkt. Mittlerweile hat das auch die Industrie mitbekommen und witterte schnell ihr Geschäft. Bio-Produkte kamen auf den Markt, und Nahrungsergänzungsmittel verkaufen sich bestens.

Inwieweit schützt uns eine gesunde Ernährung? Sicher ist es nicht verkehrt, sich gesund zu ernähren. Doch ich halte es für falsch, sich allzu sehr darauf zu verlassen.

Blicken Sie ein paar Hundert Jahre zurück. Da war alles „Bio". Saubere Luft, sauberes Wasser aus der Pumpe oder vom Fluss, kein behandeltes Obst, kein gespritztes Fleisch usw. Es gab weder Verkehrslärm, Abgase oder Handystrahlung. Trotzdem sind die Menschen an allen möglichen Krankheiten gestorben, und das Durchschnittsalter betrug vielerorts noch nicht einmal 30 Jahre. Die Aussage, dass uns allein eine gesunde Ernährung schützt, ist also mit Vorsicht zu genießen.

Heute wird die längere Lebenserwartung gern der guten medizinischen Versorgung zugeschrieben, doch haben wir diese zweifellos auch dem bequemeren Leben zu verdanken, welches wir heute führen. Im Winter sitzen wir geschützt in warmen Wohnungen, wo durch isolierte Wände und Doppelfenster nichts zieht. Maschinen erleichtern uns die Arbeit, eine kürzere Arbeitszeit und Krankschreibungen verschaffen uns mehr Ruhezeiten. Wir haben Wasch- und Spülmaschinen, das Wasser kommt aus dem Wasserhahn, die Toilette ist in der Wohnung und wir können warm duschen oder baden.

All diese Sachen schonen den Körper.

Kennen Sie jemanden, der von Farbstoffe krank geworden ist? Oder von Geschmacksverstärkern? Ich denke, hier wird Angst geschürt, indem man uns sagt: Konservierungsstoffe kommen in der Natur nicht vor, also sind sie schädlich. Sicher braucht der Körper sie nicht, um seine Funktionen aufrecht zu erhalten. Das heißt aber nicht, dass der Körper damit nicht fertig wird. Was dem Körper Stress bereitet, sind außergewöhnliche Belastungen. Dass können harte Arbeit oder harte Umweltbedingungen sein, bestimmte Medikamente, Dauerstress oder Probleme. Nur kann man mit jedem einzelnen Punkt nicht die große Masse ansprechen. Bei Zusatzstoffen in den Lebensmitteln sieht das ganz anders aus. Davon ist jeder betroffen. Man erreicht einen großen Markt und liegt mit der Problematik nicht gänzlich verkehrt. Ein lohnendes Geschäft also. Und weil es die große Masse betrifft, verbreitet sich das Thema ganz von allein und wird zur allgemeinen Wahrheit. Wirklich geprüft hat das allerdings kaum jemand, es wird nur nachgeplappert.

Und es wird sogar noch einen Schritt weitergegangen. Zucker oder Milch werden als reines Gift angesehen. Von Obst und Gemüse wird behauptet, aufgrund der heutigen Umweltbelastung sei es minderwertig. Es entsteht der Eindruck, als könnte die Menschheit nicht ohne Nahrungsergänzungsmittel, künstlicher Muttermilch, Zusatzvitamine oder Extraportionen Mineralien überleben. Die Angst, die dadurch aufgebaut wird, der Stress, den man sich damit macht – man will ja alles tun, um nur keine Gifte zu sich zu nehmen – ist sicher schädlicher, als die Ursache, die man bekämpfen will.

Umstieg auf reine Rohkost?

Einige Leute steigern sich regelrecht in eine gesunde Ernährung hinein. Inwieweit hier eine Übertreibung sinnvoll ist, mag dahingestellt bleiben. Es spricht auch nicht unbedingt etwas dagegen, doch die Nachahmung ist gefährlich. Gesundheit und ein langes Leben ohne Krankheiten wird versprochen. Ich bin vielen Menschen begegnet, die es mit totaler Rohkost versucht haben und kenne keinen, der dabei geblieben ist.

Vor vielen Jahren nahm ich an einem Kongress teil, wo es speziell um die ausschließliche Ernährung mit Rohkost ging. Zu dieser Zeit war ich selbst ein Anhänger des Rohkostgedankens und seit zwei Jahren Vegetarier. Voller Erwartungen fuhr ich zu diesem Kongress, der seinerzeit in Bonn stattfand. Einige Zeit zuvor hatte ich schon unzählige Bücher zu diesem Thema gelesen. Nun wollte ich meine Gedanken mit Menschen austauschen, die ebenfalls eine Vorliebe für Rohkost hatten, oder die bereits vollständig auf Rohkost umgestiegen waren und vorhatten, dabei zu bleiben. Und ich wollte Leute kennenlernen, die wie ich Vegetarier waren.

Einige bekannte Namen waren in der Gästeliste zu finden. So waren Franz Konz, Julius Hackethal oder Ryke Geerd Hamer dabei, außerdem ein paar Autoren, deren Bücher ich gelesen hatte. Es konnte also nur spannend werden.

Die Veranstaltung teilte sich, grob gesagt, in zwei Bereiche. Ein Bereich, wo es hauptsächlich um den Verkauf ging: Lebensmittel, Küchengeräte, Wasserdestillierer, Bücher, biologische Reinigungsmittel usw. (nichts davon war billig), und ein großer Saal, wo die Besucher saßen und den Rednern bei ihren Vorträgen zuhörten.

Ich sah schnell, dass für jedes körperliche Problem eine Lösung angeboten wurde, und diese Lösung hieß Rohkost bzw. übergesunde Ernährung. Alle Krankheiten beruhten nur darauf, dass man von der ursprünglichen Ernährung, nämlich der ungekochten Nahrung, abwich. Natürlich war Rohkost die Ernährung, die für den Menschen gedacht war. Man führte Beispiele auf, die in den Kram passten. So hatte der Mensch, im Gegensatz zum Raubtier, keine Reißzähne, was als Grund dafür herhielt, dass Fleisch für unsere Ernährung nicht angebracht war. Gegenargumente, etwa dass sich die Natur dann hätte sparen können, uns mit so harten Zähnen auszustatten, kamen gar nicht erst auf. Sogar Bibelstellen bemühten die Redner, um ihre Aussagen zu stützen.

Jeder der Anwesenden schien ein Experte zu sein: Jeder wusste alles über Rohkost, jeder aß nur Rohkost, keiner konnte sich nicht vorstellen, je wieder etwas anders als Rohkost zu essen, jeder wurde gesund durch Rohkost, jeder mochte nur Rohkost ... Rohkost hier, Rohkost da, Rohkost überall.

Dabei sah nicht einer der Anwesenden gesünder aus, als der Normalbürger. Aus dieser Sicht gesehen hätte es auch eine Veranstaltung sein können, wo es um ein beliebig anderes Thema ging.

Es dauerte nicht lange, und mir gingen diese klugen Sprüche gegen den Strich. Mit jeder Stunde widerte mich das Thema gesunde Ernährung mehr an. Irgendwann hielt ich es nicht mehr aus, ging in die Stadt, bis ich das erstbeste Schnellrestaurant fand, ging hinein, bestellte ein Schnitzel und aß es mit einer Mischung aus Enttäuschung und Genuss. Wenige Stunden auf diesem Kongress genügten, um mich für immer vom Thema Rohkost und vegetarische Ernährung abzuwenden. Mir war in diesem Moment alles recht, nur nicht länger zu diesen Leuten gehören zu müssen. In den Büchern klang alles so toll und überzeugend, doch der Kongress führte mir ein anderes Bild vor Augen.

Inwieweit es sinnvoll ist, extremen Ernährungsformen anzuhängen, sollte deshalb jeder für sich genau prüfen. Oft ist mehr Schein als Sein dahinter. Nach den Erlebnissen in Bonn habe ich mich vollkommen davon abgewendet, denn man kann auch ganz normal leben und alt werden, ohne sich zu irgendetwas zu zwingen. Einer der größten Rohkostverfechter, Helmut Wandmaker, ist 90 Jahre alt geworden. Frank Konz wurde 86 Jahre und ging die letzten Jahre an Krücken. Sicher sind beides stattliche Alter, doch ich glaube nicht, dass Johannes Heesters, der 108 Jahre alt wurde, je eine Rohkosternährung in Betracht gezogen hat.

Außerdem beweist das Alter bei Wandmaker und Konz nicht, dass es an ihrer extremen Ernährungsform lag. Es ist gut möglich, dass beide mit normaler Kost genauso alt geworden wären.

Welche Diät ist hilfreich?

Der Körper lässt sich nichts vorschreiben, unter Zwang geht bei ihm gar nichts. Hat man eine Grippe, kann man sich noch so sehr wünschen, wieder gesund zu sein, es wird nichts nützen. Man wird erst dann wieder gesund, wenn der Körper mit seiner Arbeit fertig ist. Zwar kann man unterstützend eingreifen, indem man sich vitaminreich ernährt, Medikamente einnimmt oder sich für ein paar Tage ins Bett legt, und der Körper nimmt Hilfe auch an, nur lässt er sich nicht das Ruder aus der Hand nehmen.

Das gleiche gilt für das Abnehmen. Ich hatte während früherer Diäten oft viele Tage nicht mehr als 900 kcal zu mir genommen, trotzdem zeigte die Waage nicht weniger an. Denselben Effekt hatte ich bei Sport oder langen Spaziergängen. So hilfreich das alles auch sein kann, es muss nicht zwangsläufig sein, dass man davon schneller abnimmt. Überschüssige Pfunde oder Kilos zu verlieren braucht seine Zeit. Wie bei der oben erwähnten Grippe sollte man dem Körper bestenfalls helfen und nicht versuchen, auf Krampf etwas zu erreichen. Es genügt, ganz normal seinen bisherigen Beschäftigungen nachgehen und (etwas) weniger als die erlaubte Kalorienzahl zu sich zu nehmen, dann muss man sich um den Gewichtsverlust überhaupt keine Gedanken machen. Er kommt von ganz allein. Wird die Kalorienzahl reduziert, muss weder etwas abgewogen noch Kalorien gezählt werden, Sport ist ebenso unnötig wie Geldausgaben für Bauch-weg-Gürtel, Fitnessgeräte, Mittel aus der Apotheke oder Nahrungsergänzungsmittel. Selbst spezielle Diäten, womit andere Leute erfolgreich abgenommen haben, können ignoriert werden. Nichts dergleichen ist notwendig. Denn würde das helfen, wäre das bekannt und einen großen Industriezweig würde es nicht mehr geben.

Es ist hilfreich, sich Menschen vorzustellen, die schon immer schlank waren. Die allermeisten davon werden weder Sport treiben, noch essen sie spezielle Lebensmittel oder benötigen für ihre Figur irgendwelche Geräte. Sie essen einfach nur weniger als Übergewichtige.

Viele kleine Mahlzeiten

Wie ich weiter oben aufführte, legte ich mich auf drei Mahlzeiten pro Tag fest. Das ist sicher nicht nur hilfreich, will man sein Essverhalten in den Griff bekommen, auch die Zähne werden dafür dankbar sein. Wird ständig gegessen, finden sie kaum Ruhe. Alles, was wir uns in den Mund stecken, löst eine Reaktion aus und beeinflusst die Zähne und das Zahnfleisch.

Bei vielen Menschen kommt der Mundraum kaum zur Ruhe: Drei Hauptmahlzeiten, eventuelle Zwischenmahlzeiten, den ganzen Tag über mal einen Schluck Kaffee, vor dem Fernseher Knabbersachen, nicht zu vergessen morgens und abends die Zahnbürste samt Zahnpasta und eventuell Mundwasser. Die Mundflora findet so nur in der Nacht Ruhe. Ich bin kein Zahnarzt, aber ich denke nicht, dass es für die natürliche Schutzfunktion von Zähnen und Zahnfleisch gut ist, ihnen den ganzen Tag Dauerstress zuzumuten. Nicht nur der Körper benötigt Ruhezeiten, um sich zu erholen und zu regenerieren, sondern auch die Zähne.

Immer erst die Meinung von Experten?

Mein Sohn hatte mit meiner Methode ebenfalls über 30 kg abgenommen. Zehn weitere Kilogramm Gewichtsverlust lagen noch vor ihm. Zu dieser Zeit begann er eine Lehre und sollte in einer Schule wohnen, die rund 50 km von seinem Zuhause entfernt lag. Als wir ihn dort hinbrachten, zeigte uns eine Mitarbeiterin das Gebäude. Während des Rundgangs sagte ich ihr, dass mein Sohn derzeit abnimmt und wir nicht möchten, dass er während seines Aufenthalts an dieser Schule wieder zunimmt. Die Frau antwortete uns, dass über Fragen der Ernährung der Arzt entscheiden muss.

Eine Antwort, die man in ähnlicher Form häufig hört, und die in vielen Fällen sicher richtig sein mag. Jedoch möchte ich nicht alle Entscheidungen den Experten überlassen. Die Mitarbeiterin mag es gut gemeint oder sich mit ihrem Satz abgesichert haben, aber nur, weil es auf bestimmten Gebieten Fachkräfte gibt, heißt das nicht, dass man nicht erkennen kann, was gut oder schlecht ist. Ob man richtig entschieden hat, zeigt der Erfolg, und den konnte mein Sohn bereits vorweisen. Mein Sohn war jung, gesund und fühlte sich mit 30 kg weniger wesentlich besser. Warum jetzt einen Experten hinzuziehen?

Wie sich herausstellte, war das dortige Mittagessen zwar kalorienreich und nicht immer gesund, jedoch wurden auch Mahlzeiten mit weniger Kalorien angeboten. Unser Sohn hält bis heute er sein Normalgewicht. Zwar schwankt es hin und wieder um einige Kilogramm, doch er nimmt nicht wieder zu. Zum Arzt ist er nicht gegangen.

* * *

Es ist in jeder Hinsicht wichtig, auf seinen Körper zu hören. Ich konnte viele Krankheiten abwenden, weil ich die Zeichen, die mein

Körper mir gab, beachtete. Wenn ich etwas an meiner Lebensweise ändern musste oder eine Ruhephase einlegen sollte, spürte ich das. Die Anzeichen konnten Halsschmerzen oder Übelkeit sein, Gelenk- oder Kopfschmerzen.

Natürlich gibt es auch Krankheiten, wo man keine deutlichen Zeichen spürt. Bei Karies oder bei verstopften Blutgefäßen beispielsweise merken wir erst etwas, wenn das Kind schon in den Brunnen gefallen ist. Doch häufig genug gibt uns der Körper ein Zeichen, was ihm an unserer Lebensweise nicht gefällt. Wird dann nichts geändert, kann eine Krankheit die Folge sein, die uns zwingt, das zu tun, was der Körper will. Wird er zu etwas gezwungen, was ihm gegen den Strich geht, bekommt man es irgendwann zu spüren. Deswegen sollte man ihn auch nicht mit Crash-Diäten oder Fastenkuren vergewaltigen. Der Körper ist an regelmäßige Nahrung gewöhnt und sollte nicht unnötig gezwungen werden, sich auf Extremsituationen einzustellen. Denn wie ich bereits erwähnte, bevorzugt der Körper ein ruhiges und bequemes Leben.

Ein Experte kann hilfreich sein, nur entbindet es uns nicht davon, auf Hinweise des Körpers zu achten und uns schon bei kleineren Anzeichen zu fragen, ob man an seiner Lebensweise vielleicht etwas verkehrt macht.

Was ich für wichtig halte

Wenn man nach Diäten mehrmals zugenommen oder die Diät abgebrochen hat, stehen die Chancen, in Zukunft besser durchzuhalten, nicht viel besser, wenn man sich nicht endgültig von den gängigen Methoden verabschiedet. Zwar erzähle ich hiermit nichts Neues, aber trotzdem geben viele ihre Versuche nicht auf. Man möchte ja schlank werden. Und vielleicht klappt es ja doch einmal.

Ist schlank sein wirklich eine so harte Arbeit? Sieht man sich schlanke Menschen an, nicht nur in der unmittelbaren Umgebung, sondern überall auf der Welt, stellt man fest, dass sie nicht täglich über Kalorientabellen hocken oder ihre Lebensmittel abwiegen. Der wohl geringste Teil wird Sport treiben oder Light-Produkte kaufen. Wenn Light-Produkte wirklich helfen würden, wären wir alle schlank, denn die Regale in den Supermärkten sind voll davon. In anderen Teilen der Welt sind sie dagegen unbekannt, und die Menschen dort verfetten trotzdem nicht.

Den Gedanken, mit irgendwelchen Diäten schneller abzunehmen, als wenn man einfach nur weniger isst, halte ich für falsch. Ich habe das nicht nur bei mir, sondern auch bei meiner Familie festgestellt. Mit Sport hat keiner von uns schneller abgenommen. Auch hier gilt: Was man sich wünscht und was passiert, sind zwei verschiedene Dinge. Der Körper sieht nicht immer alles so, wie wir es sehen, er hat seine eigenen Regeln und deshalb kommt es vor, dass man während einer langen Diät fast gar nichts isst, und trotzdem nichts abnimmt.

Meine Erfahrung zeigte mir, dass Versuche, dem Körper Vorschriften zu machen, nichts brachten. Man kann sich dieses und jenes einreden, dieses und jedes als förderlich oder gesund einstufen und danach handeln. Man kann dafür Bestätigungen von Ernährungsexperten, in Büchern oder Zeitschriften finden, der Körper hat trotzdem das letzte Wort. Nicht alles, was eintreffen müsste, weil es logisch ist, trifft auch ein.

* * *

Viele Argumente, die Diät-Päpste vorbringen, sind durchaus einleuchtend oder nachvollziehbar. Einige haben das Talent, Abnehmwillige auf einer Wolke höchster Hoffnungen schweben zu lassen. Doch nicht alles braucht eine komplizierte Lösung, denn im Grunde muss man nur etwas weniger essen. Und damit das gelingt, sollten die MahlZEITEN sorgfältig geplant werden. Ist die Nahrungsaufnahme gesund, abwechslungsreich (was bei herkömmlichen Diäten nicht immer der Fall ist) und normal portioniert, wird der Körper sich darauf einstellen und sich von unnötigen Ballast befreien.

Der Mensch ist ein Gewohnheitstier, heißt es. In sehr vielen Fällen stimmt das. Auf jeden Fall trifft das auch auf die Nahrungsaufnahme zu. Großartige Änderungen können zwar von Erfolg gekrönt sein, aber ob sie dauerhaft sind, darf in Hinblick auf viele gescheiterte Diäten, von denen man immer wieder hört oder liest, bezweifelt werden. Viele Menschen wollen sich nicht ändern, anderen machen Veränderungen, hinter die sie nicht voll stehen oder die sie gar ablehnen, krank. Die Zeit der Diät ist eine Veränderung, wo sich viele wünschen, die Zeit wäre endlich um.

Was in unseren Köpfen vorgeht, wenn wir immer wieder hoffen, mit speziellen Dingen – also beispielsweise einer speziellen Diät – mehr Erfolg zu haben, als wenn man einen einfachen Weg geht, weiß ich nicht. Statt einfach weniger zu essen, wird eine Diät nach der anderen ausprobiert in der Hoffnung, dieses Extrem besser durchzuhalten, als sich einfach nur beim Essen zu bremsen. Nur wie soll das passieren? Wenn wir nicht in der Lage sind, uns beim Essen zurückzuhalten, wie soll dann die viel schwierigere Diät – die neben weniger essen auch noch eine Veränderung der bisherigen Gewohnheiten erfordert – durchgehalten werden?

Weder Gleichgesinnte noch Hungerstiller aus der Apotheke sind nötig. Nötig ist einzig und allein, aus der anormalen Situation, also ständiges essen, wieder herauszukommen und sich normal zu verhalten: nämlich nur essen, wenn man Hunger hat. Der Körper weiß dann schon, was zu tun ist. Eigentlich ist noch nicht einmal der Gang auf die Waage nötig. Man muss einfach nur wieder normal essen und abwarten, bis sich alles wieder normalisiert hat.

Bei bestimmten Krankheiten ist es nicht anders. Auch hier müssen wir warten, bis der Körper den Krankheitserreger bekämpft hat. Wir können ihn unterstützen, indem wir ihm etwas geben, das seine Arbeit unterstützt: Ruhe, Schlaf, frisches Obst und Gemüse, reichlich Flüssigkeit, aber wir müssen warten, bis er mit seiner Arbeit fertig ist.

So und nicht anders läuft dauerhaftes Abnehmen. Dem Körper muss gegeben werden, was er braucht. Er soll nicht Dinge verarbeiten müssen, die uns als Ersatzbefriedigung dienen. Warum die Sache also kompliziert machen und Kalorien zählen, darauf achten, wie viel Magnesium oder Vitamin E man täglich zu sich nimmt? Warum Vitamintabletten kaufen, wenn es ein Apfel auch tut?

Fallen Einschränkungen schwer, bringt es sicher etwas, wenn man sich einfach nur auf die empfohlene Kalorienmenge beschränkt. Ich bin der festen Meinung, dass man auch dann irgendwann sein Normalgewicht erreichen wird. Der Körper hat mit Übergewicht viel zu tun, denn das Fettgewebe ist nicht tot, es muss versorgt werden, das Herz arbeitet mehr, neue Gefäße müssen sich bilden. Alles verbraucht Energie. Des Weiteren wird der Körper nicht an Übergewicht interessiert sein. Wenn möglich, wird er sich davon versuchen zu befreien.

Natürlich klingt das in der Theorie alles einfacher, als es in Wirklichkeit ist. Für Übergewichtige kann es ohne Zweifel eine Herausforderung sein, täglich nicht mehr als 1.800 bis 2.000 kcal zu sich zu nehmen. Doch wer es nicht schafft, sein Essverhalten zu normalisieren, dem bringen Diäten auch nicht weiter. Es wäre dann besser, sich den Stress, der auch für den Körper nicht leicht ist, zu ersparen.

* * *

Es gibt weder eine Wunderdiät noch Nahrungsergänzungsmittel, die wirklich helfen. Viele Alkoholiker kommen nicht ohne Leiden aus ihrer Sucht heraus. Sie müssen sich zusammenreißen. Jeden Tag. Nicht anders ist das bei Übergewichtigen. Sie können nicht losgehen und sich etwas kaufen, was Sie schlank macht. Jeder muss selbst den Normalzustand wiederherstellen: also zu einem normal Essverhalten zurückfinden. Es nützt nichts, Geld auszugeben. Würde es etwas nützen, hätte die Schauspielerin Elisabeth Taylor, die sicher mehr Geld besaß, als ich tragen kann, nicht so verzweifelt gegen ihr Übergewicht gekämpft. Es nützt nichts, sich und seinen Körper zu quälen, wenn das Grundproblem nicht gelöst wird.

Natürlich gibt es viele, die haben kein Problem damit, sich umzustellen. Die gute Nachricht für diejenigen, denen es schwerfällt, ist, dass die Essgewohnheiten irgendwann zur Gewohnheit werden. Lässt man nur hin und wieder einen Ausrutscher zu, wird es in Zukunft, so sehe ich es bei mir, kaum Probleme geben. Nahrungsmittel sind für mich immer noch ein Genuss, und das werden sie auch immer bleiben. Nur habe ich heute verinnerlicht, dass ich in erster Linie bewusst essen muss, erst an zweiter Stelle kommt der Genuss.

* * *

Wie erfahren Sie die richtige Menge der Kalorien?

Das ist genau die Frage, mit der ich mich nicht beschäftigte. Solange ich Kartoffeln, Reis, Gemüse, Käse, Fisch, Fleisch, Obst und dergleichen gegessen habe, musste mich das nicht interessieren. Ich sah die Menge vor mit, und konnte abschätzen, ob es viel oder wenig war. So etwas geht bei Nudelsalat, Wurst oder anderen Zubereitungen nicht so einfach. Deshalb verzichtete ich darauf.

Auch hier sollte man sich wieder Menschen vorstellen, die nie ein Problem mit ihrem Gewicht hatten. Fragen Sie einen, ob er weiß, wie viele Kalorien er heute schon gegessen hat und wie viele er heute noch zu sich nimmt. Glauben Sie, er wir es wissen?

Selbst wenn Sie die Kalorienzahl kennen, glauben Sie, dass davon der Heißhunger verschwindet? Das Essverhalten in den Griff zu bekommen funktioniert auch, ohne Kalorien zu zählen. Essen soll zur Normalität werden, und gegessen wird zum Frühstück, zum Mittag- und Abendbrot. In meiner Kindheit war ich schlank, und alle meine Freunde und Schulkameraden ebenso. Keiner wusste damals, was eine Kalorie ist. Wir waren schlank, weil wir einfach nur normal gegessen haben.

Sicher sind viele Lebensmittel heute viel kalorienreicher als vor einigen Jahrzehnten. Nur was hindert uns daran, ganz normal zu essen, indem wir nicht das fertige Essen kaufen, sondern es selbst zubereiten? Also so zu essen, wie man früher gegessen hat?

Macht Übergewicht krank?

Die Beantwortung dieser Frage möchte ich den Experten überlassen. Meiner Meinung nach ist ein beständiges Übergewicht besser für den Körper, als ständige Hungerkuren. Selbst Fasten, was als gesundheitsfördernd anerkannt ist, halte ich für fragwürdig. Das mag für Menschen wie Gandhi akzeptabel gewesen sein, aber wir sind seit frühester Kindheit an regelmäßige Mahlzeiten gewohnt und der Körper rechnet mit regelmäßiger Nahrungszufuhr. Nur weil es möglich ist, längere Zeit ohne Nahrungsaufnahme zu auszukommen, heißt das noch lange nicht, dass es gesund ist, wenn man es mutwillig herbeiführt. Was soll der Körper davon halten, wenn plötzlich keine Nahrung mehr kommt? „Ist etwas passiert?", wird er denken. „Ist eine Hungersnot ausgebrochen?" Bestimmt wird er nicht sagen: „Toll, nun kann ich mal richtig entgiften." Was wir wollen und was der Körper tut, sind, wie bereits erwähnt, zwei völlig verschiedene Sachen.

Und reine Rohkost? Davon abgesehen, dass viele daran scheitern und sich anschließend vollstopfen, wenn nicht gar esssüchtig werden, ist auch reine Rohkost eher zweifelhaft. Das mag bei manchen einen Aufschrei geben, oder zumindest Verwunderung, denn was soll gesünder sein als Rohkost? Auch hier sind Wunschvorstellungen und das, was der Körper daraus macht, zwei verschiedene Aspekte. Der Körper braucht eine gewisse Menge an Vitaminen und Mineralien. Mehr davon bedeutet nicht automatisch gesünder. In der Theorie mag sich das alles sehr schön anhören, die Praxis sieht leider anders aus. Nach anfänglicher Euphorie stellt sich schnell der Alltag ein. Der Mensch hängt an Gewohnheiten, und die lassen sich nach Jahrzehnten wohl nur in seltenen Fällen von heute auf morgen ändern.

Auf was Sie bei Ihrer Diät achten sollten

Versuchen auch Sie, regelmäßig zu essen. Genießen Sie Ihr Frühstück, eventuell das zweite Obst-Frühstück, das Mittagessen und Abendbrot. Das sollte alles sein. Nichts zwischendurch, keine Süßigkeiten, keine Torte, stecken Sie sich auch nebenbei nichts in den Mund, bleiben Sie nur bei diesen drei bzw. vier Mahlzeiten. Die drei Hauptmahlzeiten fallen zwar normal, allerdings etwas weniger als gewöhnlich aus. Wenn Sie Ihr Wunschgewicht erreicht haben, erhöhen Sie nur die Menge.

Essen Sie so, wie Sie sich vorstellen können, auch nach der Diät essen zu können. Essen Sie normal große Portionen, werden Sie irgendwann Ihr Normalgewicht erreichen, wenn Sie bei diesen normalen Portionen Lebensmittel wie Butter, Soße, Kondensmilch usw. weglassen.

Weichen Sie nicht auf Ersatz wie beispielsweise übermäßig viel Kaffee, schwarzen Tee oder Cola aus, wenn Sie Hunger haben. Derartiges mag nur für den Moment helfen. Es ist eher eine Suchtverlagerung, und es ist wichtig, die Sucht (essen) in den Griff zu bekommen, nicht einen Ersatz zu suchen.

Weichen Sie nicht auf Ersatzlebensmittel aus, die Sie nach einer Weile nicht mehr sehen können oder die Sie gar nicht mögen. Derartiges erinnert Sie nur daran, dass Sie gerade Diät halten.

Verzichten Sie bei den Mahlzeiten auf die eine oder andere Zutat. Das kann die Soße beim Mittagessen sein, das zusätzliche Frühstücksei oder die Butter. Man kann sich daran gewöhnen (ich habe das sehr schnell getan), Käse, Wurst, Fisch oder Marmelade nur auf trockenem Brot zu essen.

Essen Sie immer die gleichgroße Menge, nie mehr, bestenfalls, falls Sie keinen Hunger haben, weniger. Sagen Sie nicht, Sie essen jetzt etwas mehr oder außer der Reihe und dafür bei der nächsten Mahlzeit weniger. Das klappt meist nicht oder es quält Sie zusätzlich.

Legen Sie zu Beginn Ihrer Gewichtsreduktion die Menge fest, die Sie essen wollen und bleiben Sie dabei! Setzen Sie diese Menge nicht zu niedrig an.

Essen Sie nichts, wenn Sie spätabends nach Hause kommen und bald ins Bett gehen, selbst dann, wenn Sie hungrig sind. Kinder sind in der Vergangenheit oft hungrig ins Bett geschickt worden, und sicher ist keins daran gestorben.

Der Diät-Test

Als ich mit Google Docs einen Text schrieb, gab ich das Wort „Diät" als Suchbegriff für die Recherche ein und wurde auf einen Test aufmerksam, der mir verraten wollte, welcher Diät-Typ ich bin. Neugierig folgte ich dem Link und klicke mich dann durch sechzehn Fragen. Antworten konnte ich entweder mit „ja" oder mit „nein".

* * *

Als Erstes wurde ich gefragt, ob ich ein paar Kilogramm abnehmen möchte, obwohl ich noch nicht richtig motiviert bin.

Ich beantwortete die Frage mit: **Ja**

Als ich meine Diät begann, war weder die Erwartungshaltung noch der Wille zum Durchhalten ausreichend vorhanden.

* * *

Die zweite Frage wollte von mir wissen, ob ich Diäten für nicht alltagstauglich halte.

Ich beantwortete die Frage mit: **Ja**

Einige Diäten lassen zumindest am Anfang die Kilos purzeln. Als ich viel Eiweiß aß, nahm ich kontinuierlich und relativ schnell ab. Nur hatte ich nach Beendigung der Diät mein Ausgangsgewicht schnell wieder erreicht. Heute würde ich diese Diät keinem empfehlen. Man kann gut ein oder zwei Tage die Regeln einer bestimmten Diät einhalten, um ein kurzfristiges Ergebnis zu erzielen. Doch will man dauerhaft abnehmen, muss ein anderer Weg gegangen werden.

* * *

Die dritte Frage war, ob ich schnell abnehmen möchte.

Ich beantwortete die Frage mit: **Ja**

Natürlich! Wer möchte nicht schnell sein Übergewicht verlieren? Doch lässt sich das nicht erzwingen. Selbst beim Fasten gibt es Tage, wo die Wage einfach nicht weniger anzeigen will. Versprechen Diäten einen schnellen Gewichtsverlust, kann man den durchaus zu Beginn der Diät nachweisen. Das heißt aber noch lange nicht, dass das so bleibt. Der größte Hinderungsgrund ist, dass einem die Diät schnell über wird.

Obwohl ich die Frage mit „ja" beantwortet habe, halte ich es heute für falsch, die Schnelligkeit des Gewichtsverlustes irgendwie beeinflussen zu wollen. Der Körper lässt sich nichts vorschreiben. Viel zu schnell endet es in Frust.

* * *

Danach wurde gefragt, ob es mir schwerfällt, eine Diät durchzuhalten.

Ich beantwortete die Frage mit: **Ja**

Wem fallen Diäten leicht? Diät bedeutet Einschränkung, sich vom normalen Alltagsleben zumindest zeitweise zu verabschieden und den

Blick auf ein bestimmtes, nicht leicht zu erreichendes Ziel zu richten. Wenn das ohne Anstrengungen möglich wäre, gäbe es keine Übergewichtigen, die verzweifelt versuchen, ihre überflüssigen Pfunde loszuwerden.

* * *

Nun wollte man wissen, ob ich keine Lust hätte, strikte Verbote einzuhalten.

Ich beantwortete die Frage mit: **Ja**

Übergewichtige können sich in Bezug auf Essen schlecht etwas verbieten. Viele schaffen es nicht, nur *ein* Stück Schokolade zu essen, statt die ganze Tafel. Die Frage zeigt mir jedoch, dass Diät mit Verboten gleichgesetzt wird. Das ist nicht richtig. Man kann auch mit Torte abnehmen, wenn man täglich nur ein Stück davon isst. Die anderen Mahlzeiten müssen dann nur deutlich kalorienärmer ausfallen. Auf jeden Fall muss man sich nichts verbieten. Sich mit Verboten selbst zu geißeln, wird einem schnell über und kann dazu führen, dass man sich einfach aus Protest heraus etwas richtig Schönes gönnt.

* * *

Dann kam die Frage, ob mir die Zeit fehlt, mir selbst gesunde Gerichte zuzubereiten.

Ich beantwortete die Frage mit: **Nein**

Keine Zeit zu haben, ist eine der häufigsten Ausreden, die ich kenne. Keiner sagt, er hätte keine Zeit gehabt, um auf die Toilette zu gehen.

Keiner ist die ganze Woche noch nicht dazu gekommen, sich zu waschen. Wer sein Leben dermaßen mit Arbeit füllt, dass er keine freie Minute mehr findet, sollte sich fragen, ob er sein Leben nicht vergeudet.

Heute gehört es zum guten Ton zu sagen, man hat alle Hände voll zu tun. Man hat fleißig zu sein, nicht faul. Doch wer hat diese Regel aufgestellt? Die Natur? Der liebe Gott? Nein, es waren mit Sicherheit Menschen, die andere für sich arbeiten ließen. Diese Regel hat sich so fest in unser Leben gebrannt, dass es fast zu verhaltener Empörung führt, wenn man auf die Frage, wie es geht, antwortet: „Mir tut manchmal der Rücken weh, weil ich zu viel auf der Couch liege." Sagt man dagegen, man hat derzeit viel zu tun, ist alles in Butter.

Eine gesunde Mahlzeit kann sein, Brot mit Butter zu bestreichen und mit Tomaten, Gurken oder Radieschen zu belegen. Ein Müsli, in das etwas Obst geschnitten wurde, ist gesund und erfordert kaum Zeit für die Zubereitung. Ein paar Kartoffeln kochen, dazu vielleicht gebratenen Fisch und Gemüse aus der Tiefkühltruhe ist schnell zubereitet und auf keinen Fall ungesund.

Die Frage, ob die Zeit fehlt, erübrigt sich also.

* * *

Die siebente Frage wollte von mir wissen, ob ich nicht ständig auf Kalorien und Fettanteil achten will.

Ich beantwortete die Frage mit: **Ja**

Sich mit einer Diät verrückt zu machen, bringt gar nichts. Ich weiß nicht, wie hoch der Fettgehalt einer Makrele ist. Trotzdem aß ich sie hin und wieder zum Abendessen und nahm ab. Ich weiß nicht, wie viel Fett ein Brathähnchen hat. Ich aß es zum Mittagessen oder Abendbrot und nahm ab.

Was ich habe, ist ein grober Überblick, was Kalorien angeht. Natürlich gucke ich auf die Fischdose oder auf eine Packung Hühnerfrikassee, wie viele Kalorien mir das einbringt. Ich weiß auch, dass ein Ei etwa 100 Kalorien hat. Doch damit hört es auch schon auf. Bis jetzt hat es mir nicht geschadet, nicht viel darüber zu wissen.

* * *

Nun kam die Frage, die genau mein Interessengebiet betraf. Man wollte wissen, ob ich das Abnehmen so einfach wie möglich haben wollte.

Ich beantwortete die Frage mit: **Ja**

Menschen und auch Tiere bevorzugen nun einmal den einfachen Weg. Warum soll man es bei einer Diät kompliziert vorziehen? Meiner Ansicht nach sollten die Mahlzeiten zur Nebensache werden. Das geschieht nicht, wenn man sich viel damit beschäftigt, indem man bestimmte Lebensmittel einkauft, diese abwiegt und von jeder Zutat die Kalorien errechnet. Ich bekam oft Heißhunger, nur weil ich an eine Mahlzeit oder Leckerei dachte. Wenn ich die Diät nun zu einer Wissenschaft mache, beschäftige ich mich viel zu viel mit dem Essen.

Wie man sich diese „Einfachheit" vorstellt, bekam ich am Ende im Ergebnis zu lesen. Doch ich möchte nicht vorgreifen.

* * *

Frage neun war, ob ich so stark übergewichtig war, dass ich ein Body-Mass-Index von über 30 erreichte.

Ich beantwortete die Frage mit: **Ja**

Einen derart hohen Body-Mass-Index hatte ich viele Jahre lang. Bis auf kleinere Schwankungen änderte sich daran nichts.

* * *

Ob ich gern frisches Obst und Gemüse esse, wurde ich anschließend gefragt.

Ich beantwortete die Frage mit: **Ja**

Frisches Obst und Gemüse aß ich besonders gern, seitdem ich weniger aß. Wahrscheinlich dient es insgeheim als Ersatz für andere Mahlzeiten. Zu Zeiten meines Übergewichtes aß ich zwar lieber kalorienreichere Dinge, aber Obst oder rohes Gemüse verschmähte ich deswegen nicht.

Auch in diesem Fall ist das Ergebnis, das ich nach der Beantwortung aller Fragen bekam, interessant.

* * *

In Frage elf wollte man wissen, ob ich detaillierte Vorgaben benötige, an die ich mich halten kann.

Ich beantwortete die Frage mit: **Nein**

Sieht man davon ab, dass ich bei Trennkost darauf achtete, dass es auch Trennkost war, habe ich mich bisher an keinerlei Vorgaben gehalten.

* * *

Anschließend kam die Frage, ob ich bei der Diät etwas über vernünftige Ernährung lernen will.

Ich beantwortete die Frage mit: **Nein**

Ich aß zu viel, das war mein Problem. Fast sechs Jahrzehnte ohne nennenswerte Krankheiten zeigen mir, dass an meiner Ernährung nicht grundsätzlich etwas falsch gewesen sein kann. Mein Ziel war außerdem ein Gewichtsverlust, nicht mein Wissen über Ernährung zu erweitern.

* * *

In Frage dreizehn sollte ich beantworten, ob ich meine Gerichte selbst zusammenstellen möchte.

Ich beantwortete die Frage mit: **Ja**

Wer sollte es sonst tun? Weight Watchers? Der Hersteller eines Nahrungsersatzpräparates? Wenn ich mich darauf einließe, müsste ich mich auf ein Leben mit völlig überteuerten Lebensmitteln einstellen. Das wollte ich auf keinen Fall.

* * *

Nun kam die Frage, ob ich bei der Diät Wert auf Genuss lege.

Ich beantwortete die Frage mit: **Ja**

Ich würde sicher nicht gern essen, was mir nicht schmeckt. Jeder entwickelt im Laufe seines Lebens gewisse Vorlieben für bestimmte Gerichte. Ich bevorzuge einfache Gerichte, die schnell zubereitet sind. Wenn ich zum Mittagessen zwei Scheiben Brot, belegt mit Schnitzel und gebratenen Eiern vorgesetzt bekomme, würde ich nicht murren. Im Gegenteil. Dass mir jemand eine Diät vorschlägt, die genau meinen Geschmack trifft, kann ich mir kaum vorstellen.

Auch hier möchte sich der Leser daran erinnern, was mir das Ergebnis vorschlägt.

* * *

In der vorletzten Frage ging es darum, ob ich eine Diät im Rahmen einer Selbsthilfegruppe vorziehen würde.

Ich beantwortete die Frage mit: **Nein**

Selbsthilfegruppen mögen für viele Menschen hilfreich sein. Für mich kamen sie nicht infrage.

* * *

Die letzte Frage war, ob ich schon immer Wert auf eine ausgewogene vitamin- und mineralstoffreiche Ernährung legte.

Ich beantwortete die Frage mit: **Ja**

Um ehrlich zu sein, ich habe nie darauf geachtet. Ich denke auch nicht, dass man darauf achten muss. Wenn man sich abwechslungsreich ernährt, und das tat ich auch zu Zeiten meines Übergewichtes, muss man sich nicht sonderlich Gedanken darüber machen, ob man genügend Vitamine und Mineralstoffe zu sich nimmt.

Trotzdem beantwortete ich die Frage mit „ja", weil ich mich nie einseitig ernähren würde. Ich liebe Abwechslung bei den Mahlzeiten, auch die Kirschen im Sommer oder die Nüsse und Clementinen im Winter.

Das Ergebnis

Als Resultat bekam ich 10 von 16 Punkten. Man hielt mich für den „bequemen Typen", der zwar von einem schlankeren Körper träumt, der aber weder die Gelegenheit noch eine ausreichende Motivation hat, um Essgewohnheiten grundlegend zu ändern.

Wie ich an mir selbst gesehen habe, ist Motivation nicht unbedingt notwendig, um Erfolg zu haben. Als ich mit der Diät begann, lag meine Motivation nahe dem Nullpunkt. Wie oft war ich hochmotiviert, und spätestens am dritten Tag war die Luft raus! Außerdem kann die Motivation am Abend ganz anders aussehen, als am Morgen.

Wichtig ist es, sich Gedanken zu machen, wie man sein Essverhalten - und gegebenenfalls auch die Esssucht *- in den Griff bekommt. Die Lösung, die ich für mich gefunden habe, lernten Sie in diesem Buch kennen.*

Es entspräche nicht meinen Vorstellungen, Kalorien zu zählen und nach strengen Regeln zu essen.

In Sachen Kalorien zählen lag der Test richtig, was die strengen Regeln betrifft, hätte er nicht verkehrter sein können. Gerade die

strengen Regeln, nämlich drei Mahlzeiten am Tag und der Verzicht auf
Zwischenmahlzeiten, haben mir zum Erfolg verholfen.

Für mich wäre ein kalorienarmer Mahlzeiten-Ersatz, also eine Formula-Diät, das ideale Mittel, um mein Wunschgewicht zu erreichen.

War das mit Genuss gemeint, der in Frage vierzehn abgefragt wurde? Meinte man das mit „Einfachheit" in Frage acht? Warum habe ich Frage zehn, wo es darum ging, ob ich gern frisches Obst und Gemüse esse, mit „ja" geantwortet, wenn die Antwort Formula-Diät lautet?

Wenn eine Mahlzeit ausgetauscht werden soll, wie das bei der Formula-Diät zweifelsfrei der Fall ist, warum dann statt Diät-Drinks nicht einfach frisches Obst und Gemüse essen? Oder, falls es unbedingt ein Getränk sein soll, Obst- oder Gemüsesaft? Nicht nur, dass es deutlich billiger wäre, es wäre mit Sicherheit auch gesünder, denn die Natur kann nicht verbessert werden, und einige Obstsorten machen durchaus satt.

Man stellte fest, dass ich langfristig nicht daran vorbeikommen werde, meine Lebens- und Ernährungsgewohnheiten umzustellen.

Da frage ich mich, warum ich die Änderung meiner Essgewohnheiten nicht gleich in Angriff nehmen soll? Langer Verzicht ist sicher nicht förderlich, um nach der Diät seine Essgewohnheiten umzustellen.

Ich sehe hier, wie grundsätzlich falsch das Thema Gewichtsverlust gesehen wird. Es herrscht die Ansicht vor, Gewicht zu verlieren sei gar nicht so einfach und ohne Leiden ginge es nun einmal nicht. Das ist einfach nicht wahr. Man muss auch nicht die Ernährung umstellen, man muss einfach nicht mehr so viel essen. Und mein Leben muss ich schon gar nicht umstellen. Ich lebe so, wie jeder andere Mensch auch. Ist damit Sport gemeint? Oder passte das Wort so gut in diesen Satz, denn ein wenig sein Leben umzukrempeln, kann immer empfohlen werden, ohne befürchten zu müssen, etwas Falsches zu sagen. Denn wer will an sich nicht dieses oder jenes ändern?

Diese „Weisheiten" sind mittlerweile so verallgemeinert, dass viele sie ohne jegliche Überprüfung hinnehmen. Jeder sagt es, also stimmt es. Nur hat früher auch jeder gesagt, die Sonne drehe ich um die Erde. Man konnte es sogar beweisen: Jeder, der tagsüber seinen Blick zum Himmel richtete, konnte sich davon überzeugen. Trotzdem war die „bewiesene" Aussage falsch, wie wir heute wissen.

Regelmäßig drei Mahlzeiten in einer festgelegten Größe reichen vollkommen. Sich zu quälen oder eine Wissenschaft aus der Diät zu machen, ist vollkommen sinnlos.

Man riet mir, nach dem Abnehmen zu versuchen, mein Gewicht zu halten. Das funktioniere nur mit ausreichender Bewegung und einer bewussten Ernährung.

Da ist sie wieder, diese abgedroschene Standardaussage.

Zwar bringt bewusste Ernährung tatsächlich etwas, es reicht jedoch, bewusst darauf zu achten, dass man nur eine bestimmte Menge isst. Doch sollte man das bereits zu Beginn der Diät in Angriff nehmen, nicht nach dem Abnehmen. Dass es nicht funktioniert, zuerst mit Macht das Gewicht verlieren zu wollen, um es danach mit Ernährungsumstellung zu halten, zeigen die vielen Jo-Jo-Effekte in der westlichen Welt.

Mehr Bewegung vorzuschlagen, halte ich fast für verkehrt. Zu schnell bildet man sich ein, mit mehr Bewegung kleine Esssünden ausgleichen zu können. Das Hauptaugenmerk sollte vielmehr darauf liegen, weniger zu essen und, sofern sie vorliegt, seine Esssucht in den Griff zu bekommen. Mehr Bewegung sollte im Zusammenhang mit körperlicher Fitness gesehen werden, nicht um den Jo-Jo-Effekt zu verhindern.

Außerdem besteht die Gefahr, dass „mehr Bewegung" schnell vergessen wird, wenn man nicht der Typ ist, der gern Sport treibt. Wie erwähnt, wurde es mir nie zu einer „guten Gewohnheit".

* * *

Alles in allem kam mir der Test wenig seriös vor, obwohl der Internetauftritt einen seriösen Eindruck machte. Man schusterte einige Fragen zusammen, um hinterher irgendein Ergebnis liefern zu können. Wenn Gewichtsverluste derart nach Schema betrachtet werden, ist es kein Wunder, wenn langfristige Erfolge in der Regel ausbleiben und die Leute irgendwann wieder ihr Ausgangsgewicht erreichen, wenn nicht gar noch mehr wiegen.

So wird auf die Frage, warum man übergewichtig ist, überhaupt nicht eingegangen. Ebenso wenig auf die Frage, inwieweit eine bestimmte Diät sinnvoll ist. Gewichtsverlust ist mit etwas Durchhaltevermögen schnell erreicht, doch oft stellt sich hinterher heraus, dass man sich die ganze Quälerei hätte sparen können.

Niemand strengt sich gern an, wenn der dauerhafte Erfolg äußerst fragwürdig ist. Niemand findet Opfer schön, wenn man am Ende zähneknirschend seinen Freunden, Kollegen oder Bekannten, die vor der Diät schon warnten, dass man sowieso wieder zunimmt, sagen muss, dass sie richtiglagen.

Wahrscheinlich habe ich nur deshalb abgenommen und halte seither mein Gewicht, weil ich nicht auf die Ratschläge anderer Leute gehört habe.

Gerichte die satt und schlank machen

Ich stelle Ihnen hier einige Gerichte vor, die den Magen füllen und kaum Kalorien haben. Wo es nötig ist, wurde das Rezept beigefügt. Dieses Kapitel ist jedoch weniger als Rezeptsammlung zu sehen als vielmehr eine Anregung für verschiedene Mittagessen.

Wie ich bereits aufführte, sollten die Mahlzeiten nicht allzu mickerig aussehen. Volle Teller ließen mich vergessen, dass ich eigentlich gerade in einer Abnehmphase stecke.

Häufig verwendete ich Gemüse, die reich an Flüssigkeit sind und die Soße ersetzten oder das in großen Stücken vorkam, wo es mir nicht schwerfiel, auf Kartoffeln zu verzichten.

Als Fleischgerichte verwendete ich Puten- oder Hühnerfleisch. Ich aß es deshalb, weil dieses Fleisch zarter ist als Schweinefleisch.

Die Gerichte eignen sich besonders für den Gewichtsverlust. Wollen Sie Ihr Gewicht halten, erhöhen Sie einfach die Menge und essen Sie Kartoffeln, Reis oder Nudeln dazu.

Chili con Carne

Dieses Gericht können Sie mit roten Bohnen, Rindergehacktem und Soße leicht selbst zubereiten.

Gekochte Eier mit frischem Gemüse

Ein Mittagessen, das nur gegessen werden sollte, wenn der Hunger nicht sehr groß ist. Rechnet man pro Ei 100 kcal, kann die Mahlzeit sehr kalorienarm ausfallen.

Fischfrikadellen

Sie benötigen für die Zubereitung Fisch (z. B. Seelachs), eine Zwiebel, ein Ei, Petersilie, Paniermehl, Salz und Pfeffer. Wenn Sie abnehmen wollen, dann essen Sie die Fischfrikadellen mit Gemüse. Haben Sie Ihr Wunschgericht erreicht, können sie mit Kartoffelsalat oder gekochten Kartoffeln und Dillsoße serviert werden.

Gebratener Fisch mit Rosenkohl-Kohlrabi-Gemüse

Das Gericht machte mich durch eine große Portion Rosenkohl und kleingeschnittenem Kohlrabi besonders satt. Beide Gemüse werden rund 20 Minuten gekocht. Es gibt genügend Flüssigkeit ab, dass gut auf extra Soße verzichtet werden kann.

Es kann dazu auch Schnitzel oder Hackbraten gegessen werden.

Gefüllte Paprikaschote

Eine gefüllte Paprikaschote kann für sich allein oder mit zusätzlichem Gemüse gegessen werden. Haben Sie Ihr Wunschgewicht erreicht, sind auch Kartoffeln erlaubt. Dazu eignet sich Tomatensoße.

Das Gehackte lässt sich gut mit Reis strecken. Kochen Sie dazu Reis und fügen Sie ihn dem Gehackten bei. Ein Verhältnis von 50 zu 50 ist empfehlenswert.

Gurkensuppe

Sie benötigen hierzu 3 - 4 Salzgurken, ein Bund Suppengrün, eine Zwiebel, 300 g Rindfleisch, drei große Kartoffeln, 200 ml Crème fraîche, 3 - 5 Wacholderbeeren, 1 - 2 Lorbeerblätter, Salz und Pfeffer.

Das Suppengrün wird gesäubert, kleingeschnitten und in einen mittelgroßen, mit Wasser halb gefüllten Topf gegeben. Die geschälte Zwiebel, das Rindfleisch, Wacholderbeeren und Lorbeerblätter kommen dazu und alles wird 40 Minuten gekocht. Die Zwiebel wird dann herausgenommen und das kleingeschnittene Fleisch, die kleingeschnittene Gurke und die Kartoffelstücke kommen in die Suppe und alles wird 15 Minuten langsam gekocht.

Zum Schluss wird mit Crème fraîche verfeinert und mit Salz und Pfeffer abgeschmeckt.

Hefeklöße

Diese können Sie kostengünstig selbst zubereiten. Sie benötigen dazu 540 g Mehl, 350 ml Milch, ein Päckchen Trockenhefe, zwei Teelöffel Zucker und 40 g Halbfett-Margarine.

Geben Sie alle Zutaten in eine Küchenmaschine oder einen Brotautomaten und rühren Sie es damit zu einem Teig, der anschließend in kleine Kugeln geformt und an einem warmen Platz ca. 30 min gehen gelassen wird.

Die Hefeklöße werden anschließend auf ein Sieb gelegt und mit dem Dampf von kochendem Wasser 15 min gegart.

Servieren Sie es mit Kompott aus Früchten. Wenn Sie nicht den ganzen Teig verbrauchen, können Sie aus dem Rest Brötchen backen.

Hering in Sahnesoße

Dieses Gericht schmeckt mit Pellkartoffeln besonders gut. Den Hering in Sahnesoße können Sie im Supermarkt kaufen.

Kalorienarmer Kartoffelpüree-Ersatz

Wer auf Kartoffeln verzichten möchte, kann auf einen Kartoffelpüree-Ersatz ausweichen. Sie benötigen dazu eine halbe Knolle Sellerie, einen Kohlrabi, zwei bis drei Mohrrüben, eine Prise Muskat, Salz und Pfeffer.

Sellerie, Kohlrabi und Mohrrüben werden geschält, gewaschen und in kleine Stücke geschnitten. Alles wird in einen Topf gegeben, mit Wasser aufgefüllt und 30 – 40 Minuten gekocht. Anschließend wir das Wasser abgegossen, mit Muskat, Salz und Pfeffer gewürzt und alles gut zerstampft.

Kartoffeln mit Spinat und Spiegeleier

Dieses Gericht macht nicht lange satt und sollte deshalb nur dann gegessen werden, wenn der Hunger nicht sehr groß ist.

Kasseler mit Gemüse

Ein Mittagessen, wo die Verwendung von Rosenkohl-Kohlrabi-Gemüse passt, was die Portion ziemlich groß ausfallen lässt. Auch rohes Gemüse eignet sich dazu. Das Kasseler kann mit wenig Öl gebraten werden.

Königsberger Klöße mit Reis

Dieses Gericht hat ebenfalls nicht viele Kalorien. Das Gehackte können Sie, wie schon aufgezeigt, mit Reis strecken. Reis können Sie gleichfalls als Beilage verwenden. Mir persönlich schmeckt Gemüse nicht dazu. Während meiner Diät aß ich es nur mit Soße, danach mit Kartoffeln oder Reis.

Panierter Kohlrabi mit Kartoffeln und Soße

Ein Gericht mit wenig Kalorien, Sie sollten allerdings darauf verzichten, wenn Sie von Kartoffeln Heißhunger bekommen. Zubereitet wird das Gericht, indem Kohlrabi geschält und in Scheiben geschnitten wird, und man ihn anschließend 20 Minuten kocht. Die Kohlrabischeiben werden dann mit Salz und Pfeffer gewürzt, in Ei und Paniermehl gewendet und in einer Pfanne goldbraun gebraten.

Pellkartoffeln mit Kräuterquark

Hier empfiehlt es sich, denn Kräuterquark selbst zuzubereiten. Sie benötigen dazu Magerquark, Schnittlauch, eine Zwiebel, saure Sahne, Salz und Pfeffer. Serviert wird mit warmen Pellkartoffeln.

Dieses Mittagessen hat nicht viele Kalorien, es hat mich aber trotzdem relativ lange satt gemacht.

Ratatouille

Dieses Gereicht kann mit gebratenem Fisch gegessen werden. Für das Ratatouille schneiden Sie Paprika und Zucchini klein, geben es in einen Topf und braten alles in Öl an. Dann wird Wasser, Zucker, Rosmarin, Koriander, Thymian, Oregano, Paprika, Chili und Tomatenmark dazugegeben und etwa 20 Minuten gekocht.

Thunfisch-Brötchen

Gern habe ich Thunfisch-Brötchen gegessen. Man halbiert dazu ein Brötchen und bestreicht es mit Tomatensoße, bestreut es mit geriebenen Käse und belegt es anschließend mit Thunfisch. Das Brötchen wird dann bei 200 °C 10 – 15 Minuten gebacken.

Thunfisch-Pizza

Statt Thunfisch-Brötchen kann auch eine Thunfisch-Pizza gegessen werden. Dieses Gericht eignet sich dann besonders gut, wenn mehrere Personen satt werden sollen.

Reis mit Apfelmus

Ein zugegebenermaßen äußerst einfaches Gericht. Empfehlenswert ist, das Apfelmus selbst zuzubereiten. Sie schälen dazu Äpfel, schneiden sie klein und übergießen sie mit Zitronensaft. Dann werden sie 30 Minuten langsam gekocht und mit einem Mixer zerkleinert.

Der gekochte Reis wird auf einen Teller gegeben und das Apfelmus darüber verteilt.

Ich aß besonders gern Vollkornreis dazu.

Rühreier mit gekochtem Gemüse

Dieses Gericht hat nicht viel mehr als 300 bis 400 Kalorien. Es eignet sich besonders gut, wenn tags zuvor etwas mehr als erlaubt gegessen wurde.

Wirsingkohl- oder Weißkohlrouladen

Das Gehackte können Sie auch hier mit Reis strecken. Je nach Größe können zwei bis drei Rouladen gegessen werden, so dass keine Kartoffeln nötig sind.

Zucchini mit Rinder-Hackfleisch

Ich stelle Ihnen nun ein Gericht vor, wo ich am Morgen danach immer einen großen Gewichtsverlust zu verzeichnen hatte. Das sorgte dafür, dass ich dieses Gericht ziemlich häufig aß.

Für die Zubereitung benötigen Sie eine Zucchini, 250 g Hackfleisch vom Rind, eine Dose Tomaten, ein Teelöffel Schlagsahne, Salz, Pfeffer, Muskat und Petersilie.

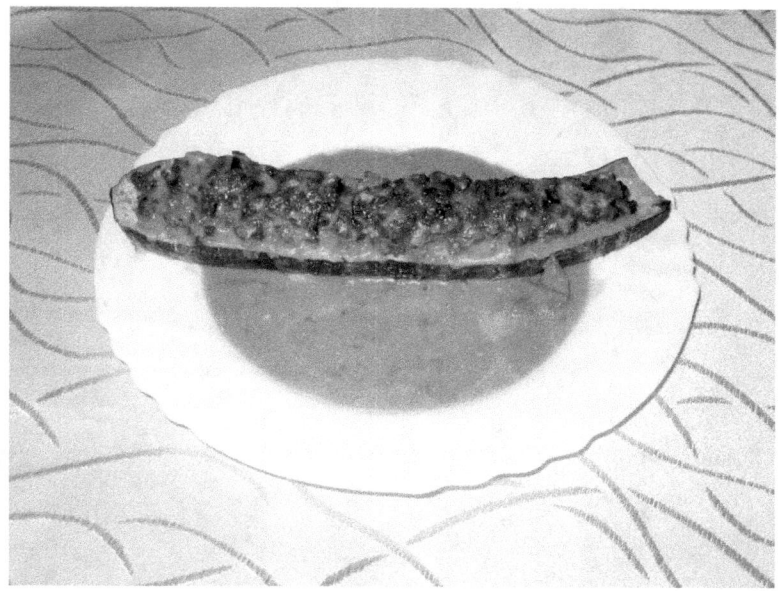

Waschen und halbieren Sie die Zucchini und nehmen Sie das Innere mit einem Teelöffel heraus. Das Gehackte wird mit Salz, Pfeffer und Petersilie gewürzt und in die ausgehöhlte Zucchini gegeben. Im Backofen wird es dann bei 180 °C ca. 40 Minuten gebacken.

Für die Soße werden die Tomaten in einen Topf gegeben, mit Hilfe eines Mixers zerkleinert, mit Salz, Pfeffer, Petersilie und Muskat gewürzt, und mit Sahne abgeschmeckt.